L'HOMŒOPATHIE

MISE A LA PORTÉE

DES MÉDECINS ET DES GENS DU MONDE.

1º Historique de la propagande homœopathique;
2º Doctrine d'Hahnemann;
3º Loi des contraires, des semblables, révulsion
   et empirisme;
4º Parallèle et appréciation des médicamens
   allopathiques et homœopatiques;
5º Préparation des médicamens homœopatiques;
6º Régime homœopatique;
7º Chirurgie homœopatique.

Par M. DEVERGIE aîné,

Docteur des Facultés de Paris et de Gœttingue, chevalier de la Légion-
d'Honneur, Professeur honoraire des hôpitaux militaires de Paris,
Membre de la Société médicale d'émulation, de l'Athénée des arts,
des Sciences physiques, etc., Membre correspondant des Sociétés
de médecine d'Angers, d'Angoulème, Bordeaux, Bruxelles, Dijon,
Gand, Lyon, Metz, Mâcon, Nantes, Poitiers, Toulouse, etc., etc.

PARIS.

J.-B. BAILLIÈRE, RUE DE L'ÉCOLE-DE-MÉDECINE, 13.

Chez l'Auteur, rue Taranne, 20.

1842.

AVANT-PROPOS.

Élevé à l'école des Chaussier, des Pinel, des Bichat et des Bosquillon, j'ai de bonne heure appris à ne pas prodiguer les médicamens dans le traitement des maladies; au début de mon internat à l'Hôtel-Dieu, le professeur Bourdier nous enseignait à faire *la médecine des symptômes*. Enlevé trop tôt, pour le service des armées, à ce foyer d'instruction dont l'anatomie était la première base, j'ai cependant pu mettre à profit les principes puisés à si bonne école. Pendant les épidémies du typhus qui plusieurs fois désolèrent nos armées, auprès des nombreux blessés et autres malades qui furent confiés à mes soins, j'ai souvent obtenu des succès inattendus, par la soustraction seule des stimulans, des toniques, qui, prodigués partout, faisaient tant de victimes. Atteint moi-même deux fois de cette cruelle maladie, j'en triomphai avec l'eau, la limonade sulfurique et l'isolement. Attaché depuis 1814 jusqu'en 1833 à l'hôpital d'instruction du Val-de-Grâce, j'ai suivi le développement de la doctrine physiologique, et près de cet homme de génie que la France sera toujours glorieuse d'avoir vu naître, j'ai pu perfectionner mon éducation médicale; en contact constant avec Broussais pendant de longues années, j'ai puisé dans mes relations avec cet homme célèbre, dans son enseignement plein de feu et de vigueur, ces principes qui, plus tard, ont puissamment aidé à cette utile réforme du traitement incendiaire, banal et routinier, des maladies syphilitiques par le mercure, réforme à laquelle je m'honore d'avoir attaché mon nom.

Broussais, marchant sur les traces de Bichat, son illustre maître, imbu des mêmes idées, animé des mêmes principes, porta la réforme la plus salutaire dans la thérapeutique (traitement des maladies) et donna un coup mortel à la vieille matière médicale et à la polypharmacie: peut-être porta-t-il trop loin cette réforme nécessaire; mais il apprit aux médecins ce principe de Baglivi, que leur ministère devait avoir pour règle d'aider la nature, de la contrarier le moins possible, de lui faciliter ces réactions vitales qui ramènent l'économie à l'état normal.

Vaidy, l'un des médecins du Val-de-Grâce, l'un des savans collaborateurs du grand *Dictionnaire des Sciences médicales*, enseignait la simplicité la plus grande dans les prescriptions médicales, ne voulait qu'un seul médicament actif et à petites doses dans les formules. J'avais donc, dans mon enseignement au Val-de-Grâce et dans l'exercice de la médecine en ville, adopté ces excellens préceptes.

Quand l'homœopathie vint élire domicile à Paris, je fis d'abord comme tous mes confrères, j'en ris, je dois l'avouer ; je ne connaissais pas la matière médicale homœopathique : la réflexion ne tarda pas à me dicter comme nécessaires, quelques investigations dans le domaine de cette doctrine nouvelle. Pendant mon long séjour en Allemagne, et surtout pendant six mois passés à l'Université de Gœttingue (1811), j'avais souvent entendu parler d'Hahnemann, jouissant déjà d'une haute réputation médicale, et inventeur du mercure soluble qui porte son nom. Il me fut difficile de penser qu'un homme d'une célébrité si justement acquise, pût être le père d'une œuvre dérisoire et sans fondement. Dix années d'expériences, quarante années d'existence et de propagation non équivoque, prêtaient déjà à l'homœopathie un grand appui et militaient en sa faveur. La lecture de l'*Organon* et du *Traité des Maladies chroniques*, fut pour moi un trait de lumière, et j'acquis la preuve irrécusable des travaux pénibles, des recherches immenses que dut faire Hahnemann pour établir la loi des semblables, ce pivot autour duquel doivent un jour se rallier tous les bons principes existant en médecine. J'avoue que la matière médicale, pure, et son application, furent pour moi long-temps difficiles à comprendre ; le nombre considérable des symptômes que fait naître sur l'homme sain chaque

médicament, les doses minimes administrées for-
maient un contraste si grand avec nos habitudes médicales, qu'on pouvait, à bon droit, crier à l'exagération et être porté même à l'incrédulité. Mais les nombreuses guérisons obtenues sous mes yeux à l'un des
dispensaires homœopathiques, forcèrent ma conviction : quelqu'incompréhensible que fût l'action des
médicamens à doses si minimes, je ne pouvais récu-
ser les faits, il fallut bien les admettre.

En étudiant la doctrine d'Hahnemann, fondée entièrement sur le vitalisme, base de toutes les bonnes
doctrines qui l'ont précédée, je fus frappé d'un rap-
prochement à faire entre Broussais et Hahnemann,
non sur l'ensemble de leur doctrine, mais dans la
manière d'étudier les maladies organiques et d'en
tirer les mêmes conséquences. Broussais, en effet,
recherchait avec un soin tout particulier les organes
malades; pour lui les symptômes étaient le cri de
souffrance des organes malades; il étudiait leurs
sympathies avec les divers appareils, ou les autres
organes en relation avec celui affecté. Il s'attachait
à connaître, par l'investigation la plus profonde,
l'examen le plus sévère et le plus exact, le degré
d'excitation, de susceptibilité, d'exagération morbide, qui pouvait exister dans l'organe malade ou
dans toute l'économie. En praticien habile, il recommandait avec toute la conviction dont il était
animé, de soustraire toutes les causes possibles de
sur-excitation, d'éviter toute médication active et
d'atténuer les effets des médicamens prescrits, en les

administrant à des doses minimes, souvent même il les supprimait complètement dans beaucoup de circonstances où l'organisme entier paraissait dans une sur-excitation générale.

L'homœopathie recherche également les signes qui peuvent lui faire connaître quel est l'organe affecté, ceux propres à la connaissance de l'état de tout le système, de toutes les fonctions, autant du corps que de l'esprit. Elle scrute toutes les circonstances dans lesquelles les souffrances sont plus ou moins vives, et elle s'attache surtout aux causes occasionnelles, afin de mieux arriver au choix des médicamens les plus convenables, et de mieux régulariser la force vitale qui préside à toutes nos fonctions.

Ces diverses considérations militèrent dans mon esprit en faveur de la doctrine d'Hahnemann, et, sans la regarder comme infaillible, je dois dire avec franchise qu'elle présente à un degré supérieur les meilleures indications pour le traitement des maladies; et plus je pratique la médecine, suivant cette méthode, moins j'emploie les nombreux agens de la médecine allopathique.

De toutes les diatribes que la passion et l'amour-propre blessé ou l'ignorance ont pu lancer contre l'homœopathie, je n'ai cité que celles prononcées en pleine Académie de médecine, par deux hommes que leur mérite et leur instruction placent au premier rang. Je les ai rapportées, parce qu'elles ont été lancées du haut d'une tribune dont les échos se répètent dans le monde médical français et étranger.

J'ai passé sous silence les autres sarcasmes plus ou moins outrageans, dans quelques écrits répandus sur l'homœopathie et ses sectateurs, comme le produit de l'ignorance complète des doctrines d'Hahnemann et de son application en médecine.

Après lecture des documens qui vont suivre, que l'on demande à MM. Bouillaud, Gerdy, Guérard, Trousseau et autres de Paris, Vénot de Bordeaux, Broecks d'Anvers, Sadler de Pétersbourg, etc., etc., où ont-ils puisé leurs renseignemens pour outrager Hahnemann, réduire ses travaux presqu'à la nullité, regarder sa doctrine comme abusive et mensongère, et rejeter d'un trait de plume l'expérience de cinquante années révolues ! ! ! Et quel moment choisissent-ils pour dénigrer Hahnemann, flétrir sa doctrine? celui où Berlin et Vienne ouvrent leurs hôpitaux aux médecins homœopathes pour y prodiguer leurs soins ; celui où l'empereur d'Autriche vient de créer une chaire publique à la Faculté de médecine pour y professer l'homœopathie.

Quoi qu'en puissent dire les détracteurs de l'homœopathie, ils sont forcés d'adopter une partie de son langage et de reconnaître la valeur de ses préceptes. Les auteurs de matière médicale n'ont pu éviter, dans les progrès de la science, de constituer une classe de médicamens substitutifs ou *homœopathiques*. Ils ont énoncé l'action physiologique de certains médicamens sur l'homme sain, et l'action pathogénique sur l'homme malade. La *Gazette Médicale* contient des expériences faites sur l'homme sain avec

les diverses renoncules; l'emploi du datura stamo-
nium dans le traitement des aliénés d'après la méthode homœopathique, etc.; enfin la raison et la vérité introduisent le langage de la nouvelle doctrine
dans le camp des allopathes. Déjà Broussais, en 1829,
tout en exprimant sa prédilection pour sa doctrine,
traitait d'une manière favorable la doctrine d'Hahnemann; plus tard il eut assez de confiance dans ses
préceptes pour suivre *lui-même*, pendant quatre mois
de 1837, un traitement par les doses infinitésimales.

Des médecins enthousiastes, d'une confiance aveugle dans l'action des médicamens homœopathiques,
des médecins ignorans ayant embrassé l'homœopathie, des médecins intrigans la pratiquant par spé-
culation, ont compromis cette nouvelle doctrine : les
uns en exagérant sa puissance et comptant sur des
cures impossibles, les autres en faisant une fausse
application de ses principes et n'obtenant aucun
succès dans leur traitement. Mais les fautes des uns
et des autres ne peuvent ébranler les fondemens de
cette véridique doctrine. Pourra-t-on jamais éviter
que l'allopathie et l'homœopathie ne comptent parmi
leurs sectateurs des hommes médiocres, des ignorans,
des hommes sans jugement, qui, par une fausse application, compromettront toujours les meilleures
doctrines ?

L'homœopathie est déjà riche de beaucoup d'écrits
français et allemands, que nous devons à Hahnemann ou à plusieurs de ses érudits élèves. Presque
tous ont été publiés dans le but de développer les

principes de cette doctrine et d'augmenter la pharmacologie hahnemannienne, ou plutôt la matière médicale déjà trop étendue. Aucun de ces écrits ne présente un aperçu clair, court, concis, propre à faire comprendre aux médecins et aux gens du monde cette doctrine nouvelle en France. Ni les savantes et philosophiques leçons de M. Léon Simon, ni les œuvres des docteurs Bigel et Jahr, ni les lettres de M. Achille Hoffmann et autres, ne me paraissent remplir ce but, malgré les importans matériaux et les faits curieux qu'elles contiennent. La brochure de M. le docteur Nivelet, 1839, œuvre d'un médecin allopathe consciencieux, devenu homœopathe par conviction, est celle qui, pour le médecin, offre les documens les plus précis et les notions suffisantes pour pénétrer le mystère de cette médecine dite extraordinaire.

En publiant cet opuscule, mon but a été de mettre la doctrine d'Hahnemann et son application en médecine, à la portée des médecins et des gens du monde. J'ai placé sous les yeux des lecteurs : 1° l'historique de la propagande de l'homœopathie ; 2° l'exposé de la doctrine d'Hahnemann ; 3° les diverses méthodes employées en médecine ; 4° le parallèle et l'appréciation des médicamens allopathiques et homœopathiques ; 5° la préparation des médicamens homœopathiques. J'y ai ajouté quelques lignes sur le régime et la chirurgie applicables à cette doctrine.

J'ai puisé aux sources les plus pures et les plus renommées de l'allopathie et de l'homœopathie, pour donner à cette nouvelle production un appui plus puissant et prouver que les principes qu'elle contient sont partagés par des hommes du plus haut mérite.

Heureux si j'ai atteint le but que je me suis proposé, celui de faire comprendre que l'homœopathie mérite de prendre place dans la science ; que sa matière médicale pure n'est point illusoire ; que sa thérapeuthique (traitement des maladies) est certaine, basée sur un nombre considérable d'observations irrécusables, et sanctionnée par quarante années de l'expérience d'un grand nombre de médecins dans toutes les régions du monde connu.

L'HOMOEOPATHIE

MISE A LA PORTÉE

Des Médecins et des Gens du Monde.

———◦◇◇◦———

L'homœopathie, qui occupe actuellement et si diverse-
ment l'esprit des médecins et des gens du monde, est
une doctrine fondée et répandue en Allemagne depuis
quarante années par le docteur Hahnemann, un des
hommes les plus érudits et les plus modestes de son
siècle. Cette doctrine est basée sur une loi de la médecine (*similia similibus curantur*), c'est à dire que les
semblables guérissent les semblables. Pour mieux faire
comprendre cet axiome médical, il faut dire *qu'une maladie connue doit guérir par le médicament qui, chez
l'homme sain, développerait une maladie analogue.*
Pourquoi cette doctrine qui, chaque jour, prend un
développement étonnant dans les deux mondes, est-elle
en butte aux sarcasmes les plus violens, aux épithètes
les plus injurieuses, aux plaisanteries les plus ridicules
du corps médical entier ? Mérite-t-elle cette réproba-

tion dont elle est l'objet ? Est-elle donc si nulle ou si incompréhensible qu'elle doive être rejetée sans examen ? Demandez à tous ses détracteurs, et en particulier à MM. de l'Académie de Médecine, sur quel motif est basée cette animosité, cette haine qu'ils ont vouée à une doctrine dont ils ignorent les premiers fondemens ? Adressez-leur les questions suivantes, et vous aurez autant de négations que de questions posées. Avez-vous étudié la doctrine d'Hahnemann dont vous dites tant de mal ? Non. Savez-vous sur quel fondement elle est basée, cette branche de la médecine que vous répudiez ? Non. Connaissez-vous la préparation des médicamens homœopathiques qui sont le sujet constant de vos fades et insipides plaisanteries ? Non. Avez-vous suivi le traitement de quelques malades traités par l'homœopathie ? Non.

Et voilà ces hommes si fiers de leur science, si vains de leurs titres, ces académiciens qui veulent faire croire à leur haute sagesse, à leur omnipotence. Voilà les hommes qui prétendent juger une nouvelle doctrine sans l'avoir fait passer au creuset de l'analyse, et qui, du haut de la tribune, lancent contre elle les invectives, le mensonge et l'erreur. Voilà les exemples que nos savans, nos illustres de l'Académie donnent au corps médical qui, en vrai peuple mouton, adopte les conclusions de la cohorte illustrée et, faisant chorus, crient *haro* sur l'homœopathie ! ! !

« L'histoire de l'esprit humain ne montre-t-elle pas à toutes les époques des jongleurs, des fanatiques et des dupes qui veulent à toute force faire prendre à l'erreur la place de la vérité dans la croyance des hommes ? Chez les anciens, c'étaient des oracles, des prêtres imposteurs et des menteuses pythonisses... plus tard ça été les sorciers et les faiseurs de miracles ; aujourd'hui, ce sont les magnétiseurs et les homœopathes... Il importe d'attaquer de front les magnétiseurs comme il convient de le faire à l'égard des homœopathes. » (Gerdy , juin 1841. Académie de Médecine.)

En mars 1835, l'Académie de Médecine, malgré les observations judicieuses de plusieurs membres, décida que les *principes de l'homœopathie sont tellement contraires au bon sens, qu'ils ne valent pas la peine de les soumettre à l'épreuve de l'expérience.* On entendit dans son sein un des membres (M. Bouillaud) s'acharner après la doctrine homœopathique, si contraire à ses principes, et la traiter de mystique, d'absurde, de ridicule, et réprouvée par le sens commun ; dire qu'elle était homicide, plus meurtrière que la poudre à canon ; que le chef de cette doctrine était un vrai cyclope, qui voyait à peine la moitié des objets, et dans les ouvrages duquel on ne trouve ni les connaissances, ni le langage du médecin. Il ne craignit pas de faire entendre à la tribune que les disciples d'Hahnemann n'étaient que des fous, des illuminés, voire même des charlatans, des imposteurs, des fripons.

Contentons-nous de ces citations si acerbes et si absurdes pour donner aux médecins éclairés et judicieux et aux gens du monde de bons sens, un échantillon de la justice, de l'équité et de la politesse de nos savans académiciens.

Demandez aux princes de la science, aux hommes du progrès, à MM. Gerdy et Bouillaud, etc., où ils ont puisé leurs connaissances sur l'homœopathie pour la traiter avec tant de partialité et de rudesse, et pour adresser à leurs confrères homœopathes des épithètes qui n'ont jamais figuré dans le vocabulaire des convenances, ni dans celui des Académies.

Au reste, ne soyons pas étonné de ces attaques passionnées, furibondes ; quand une doctrine nouvelle veut faire son entrée dans le monde médical, elle est toujours en butte à la critique la plus vive. Plus elle s'éloigne des idées généralement reçues, plus elle trouve d'opposition, plus elle est difficilement accueillie. Hervey fut chassé de l'Angleterre et dépouillé de ses titres et honneurs pour récompenser la découverte de la circulation ; Galilée passa une partie de sa vie dans les cachots de l'inquisition ; Jenner périt de chagrin causé par l'injustice et la persécution de ses confrères jaloux. Qu'on se rappelle en France l'opposition longue et obstinée des médecins les plus en vogue contre l'inoculation et la vaccine ; leurs furieuses diatribes contre le quinquina, l'émétique, l'antimoine, etc., etc. Broussais, auquel on élève actuellement des statues, ne fut-il pas en butte aux persécutions les plus violentes ? Quel accueil fit-on aux médecins français qui, dans ces derniers temps, amenèrent l'heureuse réforme dans le traitement général et banal de la syphilis par le mercure ? Hahnemann et sa doctrine ne pouvaient donc pas échapper au destin des innovateurs.

Locke donne une explication claire et précise de cette opposition constante, de cette résistance difficile à vaincre qui accueillent les nouvelles doctrines à leur début. « Quel est celui qui pourrait, par les meilleures raisons, se laisser dépouiller tout à fait de ses anciennes opinions, de toutes ses connaissances et de tout le savoir qu'il a eu tant de peine à acquérir par les travaux constans de toute sa vie, et se résoudre à adopter des opinions nouvelles ? Les raisonnemens les plus sévères et les plus concluans ne pourront pas le convaincre, pas plus que le vent ne pourra déterminer le voyageur de la fable à quitter son manteau. »

La vogue de l'homœopathie à Paris, dit M. Croserio, date du jour où l'Académie prononça son singulier et bizarre jugement, semblable à celui prononcé par les corps savans de l'Allemagne. En effet, elle a résisté partout à l'ouragan terrible qui devait la renverser de fond en comble et l'anéantir sans retour. Le temps, ce maître irrécusable de toutes choses, est déjà venu controverser les faux jugemens prononcés par toutes nos célébrités. Repoussée par les corps savans, elle n'en a pas moins fait des progrès rapides; les faits, les seuls faits ont parlé en sa faveur. *Les faits sont irrécusables, quelque singuliers et étrangers qu'ils puissent paraître.* « En médecine comme dans toutes les sciences, nul n'a le droit de s'inscrire en faux contre les faits, quelqu'extraordinaires qu'ils paraissent, ou de les réfuter sans examen et sans preuves. » (Joly, *Homœopathie*, 1833.) Si la science d'Hahnemann semble s'être développée lentement dans la capitale du monde civilisé, elle y a marché du moins d'un pas ferme et assuré. Sa sphère d'activité s'y est étendue sans bruit, sans éclat, sans appui, sans protection. C'est à ses succès seuls; c'est à ses cures obtenues souvent dans des cas désespérés qu'elle doit sa réputation, son accroissement, la considération dont elle commence à jouir dans les diverses classes de la société. Des hommes éclairés et d'un jugement sain ont étudié la nouvelle doctrine des semblables; sans en admettre toutes les conséquences,

sans la regarder comme la règle immuable de toute la
médecine, ils en ont admiré la base solide et réelle, et
reconnu que la loi des semblables était le pivot autour
duquel devait se rallier toutes les diverses opinions
médicales ; et tels sont la force et l'ascendant de la
vérité, que l'homœopathie compte parmi ses partisans
des médecins dont le nombre augmente chaque jour, des
gens haut placés dans la société, qui en ont ressenti les
bienfaits, des hommes de lettres distingués, voire même
des membres de l'Académie de Médecine qui en ont
fait l'éloge, et des professeurs de nos facultés de médecine allopathiques qui n'ont pas craint de lui accorder
le rang qu'elle mérite dans la science et lui prédire l'a-
venir le plus brillant. Traçons en raccourci quelques
considérations historiques, médicales et thérapeutiques
sur cette doctrine qui a déjà quarante années d'existence, et qui, loin de perdre avec le temps sa gloire et
sa renommée, voit chaque jour son domaine s'éten-
dre et s'accroître.

1° HISTORIQUE DE LA PROPAGANDE DE
L'HOMŒOPATHIE.

Hahnemann, né à Meissen (Saxe) en 1755, reçu docteur en 1780, habitait Leipsick en 1799, et avait aban-
donné l'exercice de la médecine, convaincu de son im-
perfection, dégoûté de ce fatras d'hypothèses qui la
compose, rebuté de leur incohérence, et fatigué de cher-

cher en vain la vérité dans le dédale de nos matières médicales, où, par un assemblage bizarre et informe, on réunit toujours dans nos formules plusieurs substances d'action différente et souvent opposée.

Par une coïncidence remarquable il renonçait à l'exercice de la médecine, dominé par l'idée qu'il fallait étudier l'action des médicamens sur l'homme sain avant d'en faire une application à l'homme malade, à peu près à la même époque où notre illustre Bichat, enlevé trop tôt à la science, réformait déjà, à 29 ans, l'édifice monstrueux de l'art médical, énonçait dans ses écrits la même opinion, et écrivait, dans le feu de son indignation, contre les graves erreurs de notre matière médicale et une thérapeutique si compliquée, ces paroles mémorables : « Incohérent assemblage d'opinions elles-mêmes incohérentes, elle est peut-être de toutes les sciences physiologiques celle où se peignent le mieux les travers de l'esprit humain. Que dis-je, *ce n'est point une science pour un esprit méthodique, c'est un assemblage informe d'idées inexactes, d'observations souvent puériles, de moyens illusoires, de formules aussi bizarrement conçues que fastidieusement assemblées.* » Bichat ajoute plus loin : « On dit que la pratique de la médecine est rebutante ; je dis plus, *elle n'est pas,* sous certains rapports, *celle d'un homme raisonnable, quand on en puise les principes dans la plupart de nos matières médicales.* » Bichat avait donc entrevu la loi des semblables lorsqu'Hahnemann faisait sur lui-même les premiers essais avec le quinquina, et découvrait que cette substance guérissait la fièvre intermittente parce qu'elle possède la propriété de la donner.

Hahnemann, homme honnête, moral, juste et consciencieux, ardent et zélé partisan de la science médicale, fier de sa brillante découverte, consacra dix années de sa vie à expérimenter sur lui-même, sur des élèves dévoués, une série de médicamens reconnus en médecine pour avoir une action spéciale sur l'économie, tels que le mercure, le soufre, l'aconit, la belladone, la digitale, etc., etc., et, sûr d'obtenir dorénavant des succès dans la pratique, il reprit l'exercice de la médecine.

Leipsick fut le berceau de l'homœopathie ; mais les succès de son fondateur lui attirèrent bientôt la haine et l'inimitié des confrères jaloux et des pharmaciens privilégiés privés du débit des médicamens qu'ils ne savaient pas préparer. Persécuté au nom des ordonnances qui régissent la matière médicale, il fut forcé de quitter le berceau de sa gloire. Hambourg, Torgau, Mersbourg, Francfort, Magdebourg et autres villes, le possédèrent tour à tour et devinrent de nouveaux foyers d'où sortaient de nombreux sectateurs de la nouvelle doctrine, et qui la répandirent rapidement dans diverses contrées de l'Allemagne ; mais bientôt les élèves subirent les mêmes persécutions que le maître, et dans chaque ville où ils acquirent une certaine réputation, où ils réparaient les maux causés par la médecine ordinaire et l'abus des médicamens, ils furent exposés à l'envie, à la jalousie, à la haine du corps pharmaceutique et des confrères titrés qui employaient toute leur influence pour leur nuire autant qu'il était en leur pouvoir.

Mais ce qui atteste les heureux résultats de l'homœopathie, est la protection que divers souverains ont accordée à ses sectateurs en butte partout à une rivalité d'autant plus dangereuse et puissante, qu'elle tenait en main les honneurs, les dignités et la confiance des têtes

couronnées et des hauts dignitaires. Le duc de Anhalt-
Gœthen accueillit avec honneur Hahnemann, qui ré-
sida quinze années près de ce prince éclairé, et ne le
quitta qu'en 1834 pour venir se fixer à Paris. A Var-
sovie, le docteur Bigel, écrivain homœopathe distingué,
jouit de la confiance d'un des frères de l'empereur de
Russie, et a beaucoup contribué à répandre dans les
principales villes de ce vaste empire, la doctrine des
semblables. Moscou, Pétersbourg, Cronstatd, Riga et
autres villes possèdent de nouveaux adeptes. Dans le
Piémont et à Turin, le roi fit cesser les persécutions de
ses propres médecins contre plus de vingt médecins homœopathes. A Naples, après bien des tourmens, le
souverain leur accorda protection pleine et entière en
récompense des services rendus dans tout le royaume.
L'empereur d'Autriche fut forcé d'agiter dans son
conseil aulique, la question importante des graves ac-
cusations portées par tout le corps médical allopathe et
celui privilégié des apothicaires, dont la fortune était at-
taquée dans sa source. Un arrêt favorable, basé sur les
services rendus à toutes les classes de la société par
l'homœopathie, rendit la tranquillité aux praticiens de
cette école et les débarrassa pour toujours des tracasse-
ries journalières de leurs acharnés rivaux. Mais ce qui
vient augmenter la prépondérance de l'homœopathie
à Vienne et en Autriche, c'est un décret de l'empereur
qui institue un service de cent lits dans l'hôpital Sainte-
Elisabeth, desservi par le docteur Levy, médecin homœopathe; et crée, par le même décret, *une chaire
pour l'homœopathie à la Faculté de médecine*, confiée
aux soins des docteurs Worm et Nehrer. La Prusse
compte un grand nombre de médecins de la doctrine

hahnemannienne, qui ont aussi trouvé protection et appui contre leurs puissans adversaires. Berlin possède actuellement un service homœopathique dans un des hôpitaux, consacré au traitement des pauvres. Dans la Bavière et le duché de Bade, la nouvelle médecine fut soumise à l'approbation de deux chambres législatives; elle en reçut la sanction et n'y trouva qu'une opposition minime. En Saxe, les chambres votèrent des fonds pour subvenir aux dépenses de l'hôpital homœopathique de Leipsick. La Hongrie possède plusieurs hôpitaux confiés aux soins de médecins homœopathes.

Dans toute l'Italie, l'homœopathie fait aussi de rapides progrès : à Naples, Rome, Milan, Lucques, à Venise, à Florence (1), à Malte elle est en pleine faveur, et le gouvernement du pape lui accorde même protection. Gênes en a vu faire l'éloge dans l'enseignement public par un professeur allopathe, et possède aussi des sectateurs d'Hahnemann. Turin, Gênes, Nice, possèdent des phar-

(1) L'homœopathie vient d'obtenir un vrai triomphe à Florence, où les préjugés les plus violens l'avaient empêchée de pénétrer ostensiblement. Le doyen de la médecine, homme âgé et d'une grande réputation, le docteur Lazzarini, est devenu malade; la gangrène s'est emparée d'une jambe, et rien ne pouvait l'arrêter; il s'était condamné lui-même ainsi que toute la Faculté. Le docteur Severine, exerçant à Rome la nouvelle doctrine, est consulté par le docteur malade. Les doses infinitésimales opèrent comme par magie; la gangrène est arrêtée, et la guérison s'opère rapidement. Cette conversion fait du bruit, la Faculté s'en émeut et ne peut nier ce fait si honorable pour l'homœopathie qui, depuis ce moment (octobre 1840), se pratique actuellement ostensiblement.

macies homœopathiques. Mais au milieu des progrès rapides de la nouvelle doctrine dans les diverses contrées
ci-dessus citées, Genève tient un des premiers rangs.
Cette ville est devenue un foyer ardent qui propagea
bientôt l'homœopathie dans toute la Suisse. De ce lieu
devenu célèbre par sa société et son journal homœopathique rédigé par le docteur Peschier, médecin aussi
instruit que consciencieux, elle se répandit facilement
dans les pays limitrophes où la langue allemande est
en usage ; ainsi Mayence, Manheim, Strasbourg, Mul-
house, Colmar et autres villes possèdent de nombreux
partisans d'Hahnemann (1). Lyon est la première ville
de France où, en 1830, la doctrine des semblables prit
une telle extension, qu'en peu de temps on y créa une
société homœopathique qui entretient des relations avec
sa mère-patrie (Genève); indépendamment de celles déjà
nommées, plusieurs grandes villes en France comptent
des médecins de la nouvelle doctrine. On en rencontre
à Toulouse, Montpellier, Marseille, Bordeaux, Toulon,
Nantes, Limoges, Dijon, Lille, Rouen, la Flèche, Avignon, Versailles et autres villes.

(1) M. le docteur Peschier a quitté à cinquante ans
l'exercice de la médecine allopathique, convaincu que la
nouvelle doctrine offrait une règle générale en médecine
plus facile à suivre et plus avantageuse pour les malades.
Apôtre de l'homœopathie, qu'il a embrassée avec ardeur et
conviction, aucun sacrifice de fortune et de temps ne lui
coûte. Ses lettres critiques à MM. Gerdy, Louis, Forget,
Failhoux, à l'Académie de Dijon, etc., prouvent son énergie, son talent, son instruction, et il s'est acquis une réputation meritée, autant comme écrivain distingué que comme
homœopathe instruit et zélé.

C'est en 1832 que l'homœopathie pénétra enfin à Paris. A cette époque on ne comptait guère que deux médecins pratiquant suivant la nouvelle doctrine, MM. Curie et Guérard. En 1833, trois dispensaires gratuits furent ouverts pour les pauvres par M. Curie, et reçurent un assez grand nombre de malades (1800). En 1834, ils furent réunis en un seul, qui devint une clinique homœopathique, où bientôt se formèrent de nouveaux adeptes, parmi lesquels se firent remarquer MM. Jal, Theisser, Trottermann, Francks, Leboucher, Chapuzau et autres. Ce dispensaire ne suffisant pas à la foule des malades, M. Curie, avant son départ pour l'Angleterre, en créa deux autres dans d'autres quartiers, et dans lesquels MM. Léon Simon, Croserio, Guérard et autres donnaient des consultations. M. Laffitte, un de nos plus habiles praticiens dans la nouvelle doctrine, de 1834 à 1839, consacrait quatre séances par semaine à ce pénible métier, et recevait environ trois cent cinquante malades, ce qui donne seize mille huit cents pour l'année. Ce médecin seul, de 1833 à 1842, a donné plus de cent mille consultations. Qu'on juge actuellement des bienfaits répandus sur la classe indigente, quand on saura que d'autres dispensaires particuliers, entretenus par MM. Léon Simon, Pétroz, Molin, Libert, Laburthe, Chartron, Crosério, Leboucher, etc., reçoivent aussi un assez grand nombre de pauvres malades. Hahnemann vint se fixer en 1834 dans la capitale; sa présence ne contribua pas peu à rendre partisans de sa méthode les médecins qui furent curieux de voir cet homme élevé aux nues par les uns, ravalé par les autres, célébré comme un homme remarquable et un génie, tandis que la presse médicale, l'Académie et la médecine le traitent de charlatan et de fou. Paris possède actuellement (1841) de soixante-dix à quatre-vingts médecins homœopathes, la plupart ayant déserté l'allopathie, entraînés dans l'étude d'une nouvelle doctrine par la conviction acquise au lit des malades. Quatre dispensaires existent, où un grand nombre de malades continuent d'être traités gratuitement aux frais des médecins philanthropes qui consacrent une partie de leur temps au soulagement des pauvres. Paris compte déjà plusieurs pharmacies homœopathiques.

L'homœopathie prend donc chaque jour à Paris et en France un développement que rien désormais ne peut arrêter. L'opposition constante, réfléchie, régulière du corps compact de deux mille deux cents médecins allopathes, pourra retarder sa propagation ; mais elle ne pourra plus l'empêcher d'occuper le rang qu'elle mérite. L'esprit de coterie ne pourra plus la faire rétrograder ou la rendre stationnaire. L'élan est donné parmi les hommes qui recherchent la vérité et la lumière, et auxquels le temps permet l'étude de la nouvelle doctrine et de sa thérapeuthique. (*Traitement.*)

Autour de notre patrie, l'homœopathie prend aussi élection de domicile et de cité. La Belgique possède des médecins distingués de cette école dans plusieurs de ses villes les plus renommées, telles que Bruxelles, Liége, Anvers, etc. La Hollande voit déjà quelques médecins belges qui ont émigré pour propager la doctrine des semblables. L'Angleterre, si remarquable par ses préjugés et ses habitudes de la polypharmacie, commence à en ressentir l'heureuse influence. Londres compte plusieurs médecins homœopathes très en vogue; Dublin, Glascow, Luthen se félicitent d'en posséder.

L'homœopathie n'est plus étrangère à l'Espagne ; elle prend racine à Barcelone ; elle prospère à Madrid, à Ciudad-Rodrigo et autres villes. Lisbonne l'a également reçue sans opposition.

Le docteur Peschier, de Genève, parle des envois faits par lui d'ouvrages et de préparations homœopathiques dans le Caucase et en Perse, dans le Bengale, en Grèce, en Egypte et en Algérie, au Brésil, aux Antilles et dans l'Amérique du nord.

L'homœopathie, par sa seule force de conviction et ses heureux résultats, a donc converti un grand nombre de médecins allopathes dans les diverses contrées de l'Allemagne, de la Russie, de la Suisse, de l'Italie, de la France, de l'Angleterre, de l'Espagne et autres pays ; mais si la propagande de cette nouvelle branche de la médecine a répandu avec le temps la lumière sur une si vaste étendue du monde européen, elle reste loin en arrière quand on compare son incroyable progrès et son succès rapide dans un bien court espace de temps aux Etats-Unis et en Sicile. Il est vraiment surprenant et presqu'incroyable que le zèle seul et la philanthropie éclairée de deux jeunes médecins aient pu obtenir de si brillans succès et vaincre d'aussi grandes difficultés dans deux pays situés sous des latitudes si différentes, l'Amérique et la Sicile.

Le docteur Héring, médecin allemand, animé de l'esprit de propagande, quitte son pays, se rend d'abord à la Guiane française où il ne tarde pas à faire des prosélytes et établit l'homœopathie en faveur par les succès qu'il obtient ; il vient ensuite dans l'Amérique du nord, et, avec un zèle au dessus de nos éloges, professe sa doctrine favorite, forme une centaine de sectateurs qui la répandent à Philadelphie, à New-Yorck et dans les principales villes de l'Union. Cet homme ardent et laborieux forme une association de cinquante membres et publie un journal américain sur l'homœopathie, imprimé en anglais pour l'état de New-York, et en allemand pour la Pensylvanie. Les journaux quotidiens de ces pays ouvrent leurs colonnes aux annonces et aux rapports de médecine homœopathique, et facilitent ainsi la propagation de cette doctrine avec une vitesse incroyable. Une école et un hôpital se forment au moyen d'un emprunt pour lequel les Américains souscrivent avec plaisir, et l'homœopathie ainsi étudiée par un grand nombre de jeunes gens, deviendra bientôt la médecine générale des Etats-Unis.

Le docteur Mure n'est pas moins étonnant en Sicile que Héring en Amérique. Etranger à l'art de guérir, il est sauvé par l'homœopathie d'une maladie rendue presqu'incurable par les traitemens de la médecine vulgaire. Il se sent transporté et appelé à une nouvelle destinée; il change de carrière, se livre à l'étude de cet art bienfaisant auquel il doit la vie, et de cette fausse science qu'il médite de renverser. Pour combattre la médecine, il devient médecin; puis il retourne en Sicile et consacre sa vie et sa fortune à la propagation de sa science chérie. Il convertit les médecins allopathes, établit un dispensaire à Palerme où affluent les malades, et répand à profusion les moyens d'instruction. Enfin la Sicile est devenue homœopathe, l'hôpital St-Jean-de-Dieu à Palerme est dirigé par des sectateurs de la loi des semblables; le but du docteur Mure est rempli : il se rend à Paris avec l'intention de former un institut homœopathique, réunissant l'enseignement théorique et clinique.

2

Il rassemble quelques homœopathes d'élite, publie des articles sur sa doctrine chérie ; l'enseignement commence dans un local où le luxe de Palerme ne se fait plus remarquer. Bientôt l'esprit trop actif et bouillant du fondateur ne peut rester en harmonie avec ses confrères coopérateurs de cette belle œuvre, et cet établissement, qui devait servir à la propagation de la doctrine homœopathique, resta un vaste dispensaire dirigé par M. le docteur Calendra, médecin aussi instruit que zélé. Il continue d'attirer la foule des malades, dont le nombre s'est élevé à un tel point que huit médecins y donnent quatorze consultations de plusieurs heures chaque semaine.

Le docteur Mure, il faut bien le dire, dans cette œuvre, toute entière philanthropique, de la propagation difficile de l'homœopathie en Sicile, n'aurait point obtenu ce succès complet, si honorable, sans le secours constant que lui prêta le docteur Calendra. De ces deux amis, ardens sectateurs de l'homœopathie, le premier, vif, bouillant, animé d'un enthousiasme extraordinaire, fut l'âme et la tête de l'entreprise ; le deuxième, plus éclairé, possédant une instruction solide, en fut le bras droit et le directeur. Toujours animé de cet esprit de prosélytisme, le docteur Mure vient de se rendre au Brésil pour y établir une école et répandre l'homœopathie.

Tel est le tracé historique de la propagation de la doctrine d'Hahnemann ; inconnue aux gens du monde et encore plus à la presse médicale et aux médecins qui annoncent partout la mort prématurée de l'homœopathie, morte d'inanition, tuée par le ridicule ; doctrine éphémère semblable aux bulles de savon pleines d'air

que le vent emporte et dont il ne laisse aucune trace.
Cependant il existe des ouvrages qui ont été écrits
pour la soutenir et la développer. Il existe des journaux
spéciaux où sont exposés les principes, les progrès et
les faits nouveaux dont elle s'enrichit. Voyons actuellement en quoi consiste cette doctrine homœopathique
si décriée, si vilipendée, si maltraitée par nos savans
académiciens ; examinons si l'opposition formidable de
la Faculté de Médecine, de l'Académie de Médecine,
du corps entier des médecins, est basée sur des argu-
mens solides. Voyons si elle supportera un examen sévère, et méritera enfin de prendre place parmi les bonnes doctrines qui ont honoré la science.

2° DOCTRINE D'HAHNEMANN.

La plupart des médecins éclairés ne se rattachent
plus à aucune doctrine. Laissant en arrière toutes les
hypothèses qui ont servi de base aux systèmes des ga-
lénistes, des humoristes, des chimistes, des mécaniciens,
des animistes, des pinélistes, des solidistes, des brous-
saisistes, des empiriques, et qui se sont succédés depuis
tant de siècles, ils se déclarent éclectiques et ration-
nels, c'est à dire qu'ils empruntent tour à tour, à chaque
système, ses opinions les plus vraisemblables. Sous ces
titres pompeux, nous les voyons, au gré de leur jugement plus ou moins exercé, employer les méthodes les
plus opposées. C'est ainsi qu'ils suivent la loi des contraires, la méthode révulsive, qu'ils se livrent à l'empi-

risme, en mettant en pratique très souvent, à leur insu, la loi des semblables.

Dans l'état actuel des choses, il faut bien reconnaître, dit le docteur Nivelet, que ces principes d'éclectisme sont dictés par la sagesse. Mais quand des hommes, qui se targuent d'aimer assez la vérité pour la chercher partout, repoussent sans examen des idées nouvelles, n'y a-t-il pas lieu de crier au moins à l'inconséquence ?

La doctrine d'Hahnemann repose entièrement sur l'existence d'un principe vital, présidant avec intelligence et dans un but de conservation à tout ce qui se passe dans l'organisme. « L'être vivant est animé par une force immatérielle qui en régit les fonctions ; cette force est impénétrable dans son essence et se révèle seulement par les phénomènes de la vie. Mais ces phénomènes, étant produits par la force vitale, ne saurait présenter le moindre trouble qui n'ait eu, pour point de départ, une modification survenue dans l'action de cette force ; donc, tout phénomène morbide, tout symptôme, toute maladie, suppose une modification de la force vitale, et cette modification est tout aussi impénétrable, dans son essence, que la force vitale. » (Hahnemann, Ratier.) Ainsi, le trouble dans les fonctions, dans les organes, dans l'organisme entier, n'est que le résultat de la lésion de ce principe vital. C'est lui qu'il faut ramener à l'état normal par une médication simple, facile et appropriée.

« C'est absolument la doctrine hyppocratique toute entière, dit M. Isidor Bourdon, car Hippocrate admet un principe vital régissant avec ordre l'organisme ; il avait entrevu la loi des semblables, car il a écrit :

1° *Vomitus*, *vomitu curantur*, le vomissement guérit par le vomissement. 2° *Il y a des maladies dont la cause et le remède sont de même nature ou homogènes;* or, voyez combien ce mot homogène est proche parent du mot homœopathique. Hahnemann, comme Hippocrate, s'attache beaucoup plus à étudier les symptômes, la marche, l'issue ordinaire des maladies., qu'à en rechercher *follement* les causes prochaines ou l'essence. Il sait, comme Hippocrate, qu'il existe, dans toute affection, trois différentes voies de traitement : 1° S'en rapporter au hasard ; 2° entraver ou contrarier la nature ; 3° l'aider en l'imitant ; c'est ce dernier parti qu'Hahnemann préfère toujours, et, en aidant la nature, il suit manifestement les traces d'Hippocrate.

» Pour arriver à ce but tant désiré, Hahnemann a étudié avec soin la plupart des médicamens simples ; il s'est assuré de leur action sur l'homme jouissant de la santé. Après en avoir découvert un certain nombre ayant des effets analogues à quelques maladies, ces maladies sont traitées par lui avec ceux de ces médicamens qui ont le pouvoir de les imiter, et c'est en cela qu'Hahnemann suit les erremens d'Hippocrate. En effet, opposant à une maladie le remède qui de lui-même la produirait, Hahnemann augmente ainsi cette maladie, il en active la marche, il en favorise les crises et l'issue, il aide donc la nature, loin de la contredire ou de l'entraver. Comme Hippocrate, Hahnemann emploie les médicamens non composés, n'en prescrit qu'un seul chaque fois, et donne aux médecins un exemple autorisé par beaucoup de nos hommes illustres dans la médecine. Ne peut-on pas conclure qu'Hahnemann, que l'on considère comme méconnaissant les principes de l'art, n'a, au contraire, rien avancé qui ne puisse parfaitement s'adapter aux fondemens éternels de la médecine hyppocratique. »

Si cette similitude entre les deux doctrines est frappante, que dire quand on considère que le même principe a toujours guidé les hommes les plus remarquables de toutes les époques, et que le vitalisme est la base des meilleures doctrines médicales qui se sont succédées jusqu'à ce jour. Paracelse, Vanhelmont, Sylvius, Boërhaave, Borelli, Haller, Stahl, Sydenham, Morgagni, Hoffmann, fondèrent leurs travaux sur ce principe vital ; c'est encore la doctrine de la célèbre école de Montpellier depuis longues années ; c'est encore celle des hommes illustres, plus rapprochée de nous, et celle de notre siècle. Bordeu, Barthez, Chaussier, Pinel, Bichat, Broussais, avaient-ils d'autres bases de leurs savans écrits ? N'est-ce pas celle de la doctrine des médecins italiens Thomassini et Giacomini, le *Dynamisme vital*, appliqué à l'action des médicamens sur l'homme ? Peu importent les nuances, les divergences d'opinion, les erreurs de développement, le principe vital est toujours le point d'appui de nos doctrines actuelles. Hahnemann, sous le rapport de la théorie, marche donc d'accord avec les hommes les plus remarquables de toutes les époques.

Quant à l'application de la loi des semblables, qui est devenue pour lui la loi générale de la médecine pratique, elle constitue une méthode en opposition avec celles suivies généralement jusqu'à ce jour. « L'homœopathie ne cherche ni à pallier ni à dériver ; elle ne préjuge rien sur l'essence de la maladie ; elle s'adresse directement à ses symptômes et croit avoir guéri quand

elle a fait disparaître complètement ces derniers. Pour
y parvenir, elle emploie toujours le médicament reconnu capable de produire tous les symptômes que présente la maladie actuelle : contre la constipation, elle
emploie un médicament qui produit la constipation ;
contre l'insomnie, le café ; contre le vomissement,
certains vomitifs, etc., etc. » (Ratier).

Faut-il dire que cette méthode n'est point une inno-
vation dans la science ? Non, assurément ; car, quoi-
qu'on trouve que les médecins de tous les temps l'ont
employée d'une manière empirique, la gloire de l'avoir
formulée comme méthode générale, de l'avoir appuyée
sur une expérimentation incontestable, appartiendra
toujours à Hahnemann. En effet, un assez grand
nombre de médecins, à diverses époques, guidés par
leur jugement et l'expérience, avaient entrevu cette loi
si remarquable de la médecine et en faisaient une application dans leur pratique. Les recherches si laborieuses
du chef de l'homœopathie nous en fournissent les preuves les plus irrécusables. Nous venons dire qu'Hippocrate avait reconnu que *la maladie et le remède devaient être de même nature ou homogène.* John
Hunter, Sydenham, T. Kentises, Heister, J. Bull,
J. Aderson, Boulduc, Detharding, Bertholon, Starck,
Vanhelmont, avaient fait l'appréciation en pratique de
la loi des semblables. Stahl (1738) est celui dont la
conviction se trouve exprimée de la manière la plus for-
melle : « *La règle admise en médecine de traiter les
maladies par des remèdes contraires ou opposés aux
effets qu'elles produisent* (contraria, contrariis), *est
complètement fausse et absurde. Je suis persuadé, au
contraire, que les maladies cèdent aux agens qui dé-*

terminent une affection semblable (similia, similibus), etc. *C'est ainsi que j'ai réussi à faire disparaître
la disposition aux aigreurs, par de très petites doses
d'acide sulfurique, dans des cas où on avait inutilement administré une multitude de poudres absor-
bantes.* »

Haller recommande l'emploi des médicamens sur
l'homme sain avant d'en faire usage sur l'homme malade. Linnée écrit que les médicamens deviennent remèdes, en vertu de leur faculté de produire des altérations dans les corps sains. Bichat avait entrevu la nécessité d'expérimenter les substances médicinales sur
l'homme normal avant de les administrer sur l'homme
malade ; car il considérait les propriétés vitales comme
cause des phénomènes physiologiques et pathologiques,
et voulait que les agens thérapeutiques fussent diri-
rigés contre elles. Vaidy recommandait toujours de
n'employer qu'un seul médicament actif dans une pres-
cription ; que le médecin devait toujours aider la nature et rarement la contrarier. Baglivi n'a-t-il pas exprimé la même pensée ! MM. Mérat et Delens ont écrit :
« *C'est une chose remarquable de voir des médicamens conseillés pour guérir à peu près les mêmes maladies que d'autres praticiens leur voient causer.* »

Barbier d'Amiens, (1822), a dit : « L'examen des effets physiologiques des remèdes, est une matière tout-
à-fait négligée ; elle est d'une grande importance et
aura une grande influence sur le perfectionnement
des méthodes curatives. » Cet auteur met en regard
les effets de quelques médicamens sur l'homme sain
avec les effets produits sur l'homme malade. Le docteur Nivelet reproduit pour exemple les effets patho-

génétiques de la belladone et de la jusquiame sur
l'homme sain, et les affections que ces médicamens guérissent.

Les citations ci-dessus prouvent jusqu'à l'évidence
qu'Hahnemann, travaillant avec persévérance à rendre
la loi des semblables générale et à en faire une application
uniforme en médecine, ne marchait pas dans le sentier
de l'erreur ; mais ce qui le venge des attaques dirigées
contre lui et sa doctrine, du mépris et du dédain que
répandent sur l'homœopathie des médecins qui, par de-
voir, auraient dû l'étudier avant de la condamner, c'est
l'approbation que lui accordent des hommes judicieux qui
l'ont étudiée avec soin et la mettent en pratique ; d'autres qui, sans la pratiquer, des académiciens même,
ont su en apprécier toute la valeur et lui assigner sa
place dans la science.

1° M. Jourdan, membre de l'Académie de Médecine,
s'est montré un excellent juge de l'homœopathie en dotant la France de la traduction des ouvrages d'Hahnemann ; *l'Organon*, *la Matière médicale* et *le Traité
des maladies chroniques.*

2° M. Bourdon (Isidor), membre de la même Académie, sans approuver ni désapprouver la nouvelle doctrine, ne lui en rend pas moins justice. Ce qu'il a écrit
est le plus bel éloge qu'on puisse faire des doctrines
d'Hahnemann. (*Dictionnaire de la Conversation.*)

3° M. Andral s'exprime ainsi (1835, *Bulletin de
thérapeutique*) : « Sans préjuger ici la question que
les homœopathes ont soulevée dans ces derniers temps,
sur la propriété qu'auraient les agens curatifs de déterminer dans l'organisme les maladies qu'en allopathie
on se propose de combattre par eux, nous croyons que

c'est une vue qu'appuient *quelques faits incontesta-bles*, et qui, à cause des *conséquences immenses* qui peuvent en résulter, mérite au moins l'attention des observateurs. A supposer qu'Hahnemann soit tombé à cet égard dans l'exagération si facile aux théoriciens, parmi les faits nombreux qu'il cite à l'appui de ses opinions, *il est certain* qu'il en est quelques uns qui sont parfaitement en harmonie avec sa pensée. Qu'on répète ces expériences, il est vraisemblable que l'on verra surgir d'autres faits aussi authentiques; qu'un esprit vigoureux médite ces faits, qu'il les compare après les avoir explorés sous toutes les faces, *qui sait les consé-quences qui en pourraient jaillir!* »

4° Broussais, d'illustre mémoire, qui attaqua avec une énergie sans égale toutes les erreurs médicales, dont la doctrine était fondée sur le principe vital, écrivant en 1828 sur la doctrine d'Hahnemann, dit que l'humanité lui devra de la reconnaissance pour les conquêtes que son système fera sur ceux qui sont étrangers à la saine raison. Il ajoute, à l'égard des médicamens, que leur action ne peut se calculer suivant leur poids et que leur force n'est pas en raison de leur quantité. (*Examen des doctrines.*)

Broussais n'a-t-il pas donné sa sanction à cette nouvelle doctrine, en essayant sur lui-même, mais trop tard, en septembre 1837, l'action des médicamens homœopathiques?

5° M. le docteur Ratier vient dernièrement d'apprécier à sa juste valeur une doctrine qu'il ne professe pas; mais, homme de sens, de jugement et d'érudition, il trace un tableau fidèle dans lequel il rend pleine et entière justice à Hahnemann. Il fait surtout ressortir les

avantages de sa doctrine en établissant une comparai-
son exacte entre les méthodes actuelles. (*Encyclopédie
des gens du monde.*)

6° Le docteur Nivelet, 1840, publia une brochure,
œuvre consciencieuse d'un médecin judicieux et instruit, qui pratique l'homœopathie depuis six années ;
c'est un nouvel hommage rendu au génie d'Hahnemann.
Tout en applaudissant aux immenses travaux de cet
homme extraordinaire, il ne veut pas que l'enseignement du passé soit perdu pour le présent et l'avenir, et
que le bienfait de l'homœopathie fasse oublier ces
moyens bons et utiles enseignés par l'expérience.

Mais le triomphe de l'homœopathie vient d'être célébré publiquement à haute et intelligible voix, dans la
chaire de l'enseignement allopathique par deux professeurs du plus grand mérite et qui ont eu le courage
de secouer le préjugé enraciné et de se soustraire à
l'esprit de coterie.

7° M. le docteur Botti, dans un discours de rentrée
prononcé publiquement à la Faculté de Médecine de
Gênes, n'a pas craint, devant une assemblée prévenue
défavorablement, de ranger la doctrine des semblables
au même rang que les bonnes doctrines médicales qui ont
rendu des services importans à la science et à l'espèce
humaine, et de faire entrevoir qu'Hahnemann occupera
le premier rang parmi les bienfaiteurs de l'humanité par
sa découverte de la loi des semblables et l'atténuation
des doses de médicamens.« A quel résultat final, dit-il
en terminant, doit parvenir la méthode hahnéma-
nienne actuellement répandue partout, je ne pourrais
le déterminer ; mais j'ai dans mon âme l'espoir qu'il
sera inouï et immense.

8° Tonigiani, professeur de clinique à Pise, avait dit, au sujet de l'homœopathie, qu'il fallait, avec des expériences positives et répétées, s'assurer des faits, s'ils étaient réels ou non, et qu'ensuite on trouverait facilement le moyen de mettre en harmonie les faits anciens et modernes, parce que la vérité ne se faisait jamais la guerre à elle-même.

9° Voici maintenant les paroles de M. Amador de Rosuero, l'un des professseurs les plus distingués de l'école de Montpellier. Elles empruntent leur importance autant des talens imminens et reconnus de celui qui les a prononcées, que de ce qu'elles l'ont été dans la chaire même de l'enseignement de la deuxième école du royaume. « Pratiquement, l'homœopathie est une méthode de plus à ajouter aux autres méthodes existantes, mais méthode qui surpasse généralement les autres. C'est un chemin de plus, mais plus droit, mais sur lequel on marche avec plus de célérité et de sûreté, de commodité même ; ce chemin n'efface pas les voies anciennes, mais il conduit plus vite et mieux au but ; théoriquement, l'homœopathie est pour nous une doctrine congénère avec le vitalisme : que dis-je, c'est le vitalisme lui-même largement appliqué à la thérapeutique. La thérapeutique nouvelle s'adresse aux forces de la vie pour guérir la maladie, comme la pathologie vitaliste étudie ses forces pour concevoir sa formation. La doctrine de la vitalité a toujours professé ce grand principe, qu'avant toutes choses les forces vitales étaient la source originelle de la maladie; il fallait aussi, avant toutes choses, que ce fût aux mêmes forces que s'adressât l'agent qui devait détruire la modification morbide. Pour trouver la vérité complète, et ravir à l'Allemagne cette belle gloire, il n'a donc manqué au vitalisme de Montpellier que de trouver les moyens de dégager des agens médicamenteux les forces vives qu'ils recèlent; *c'est là ce qu'a fait Hahnemann par le grand principe des atténuations des substances. Par cette grande et belle découverte, il a largement agrandi la sphère du vitalisme et, qui plus est, donné à cette doctrine une base pratique désormais à l'abri du doute.*

10° Répèterons-nous, pour confirmer la valeur réelle de l'homœopathie, la création d'une chaire à la Faculté de médecine de Vienne (1841) pour propager cette doctrine à laquelle quarante années de pratique ont formé une base solide et inattaquable; et un service de cent lits, consacré au traitement homœopathique.

11° L'homœopathie, répudiée par l'Académie de médecine et les corps savans, vient de remporter un avantage éclatant: celui d'avoir vu sa doctrine mise en discussion au congrès scientifique de Lyon (septembre 1841). Deux séances ont été consacrées à l'attaque vive et chaleureuse du docteur Griffa (Piémontais), et à la défense claire et précise, pleine de verve et de vérité, présentée par les docteurs Peschier, de Genève; Desaix, de Lyon; et Béchet, d'Avignon. Ce n'est pas sans une forte opposition qu'elle a obtenu cette faveur; la majorité allopathique a mis en œuvre toutes les ressources de la passion et de l'intrigue; mais heureusement sans succès.

Nous pouvons donc conclure, d'après les témoignages flatteurs ci-dessus, rendus à la doctrine des semblables, qu'Hahnemann, guidé dans ses longs et pénibles travaux par le même principe, ayant aussi pour

base le même point de départ que tous les hommes cé-
lèbres, est donc, malgré le langage erroné et menson-
ger de l'Académie de médecine, un homme remarquable, un chef de doctrine instruit, sage et intelligent,
qui aura rendu un service immense à la science plus
encore à l'humanité, en les dotant d'une doctrine médicale que quarante années d'expérience n'ont point encore démentie. Hahnemann est un homme de génie auquel la postérité rendra un jour la justice la plus éclat-
tante. Enfin, répétons avec M. Isidor Bourdon, qu'Hahnemann, en récompense de ses travaux et de sa
sagesse, a, comme Hippocrate, acquis le droit de s'au-
toriser de sa longue expérience. »

3° MÉTHODE DES CONTRAIRES,

MÉTHODE RÉVULSIVE, EMPIRISME,

MÉTHODE DES SEMBLABLES.

La loi des semblables une fois établie comme règle
infaillible de traitement, Hahnemann, par une marche
naturelle à l'esprit humain, rattache à cette règle un
certain nombre de principes susceptibles de former un
corps de doctrine, de renverser les théories médicales
opposées, et d'expliquer la nouvelle loi. C'est dans ce
but qu'il a écrit l'*Organon de l'art de guérir*, la *Matière médicale pure*, et le *Traité des maladies chroniques*, 1810 et 1816.

Nous avons déjà dit plus haut que le point de vue
qui devait diriger le médecin dans l'exercice de la médecine homœopathique, était l'étude de l'ensemble des
symptômes qui révèlent la maladie, et que c'était d'a-
près leurs considérations seules qu'il devait chercher
les moyens curatifs.

« Pour atteindre ce but, dit M. Ratier, à quelle classe
d'agens s'adresser ? Evidemment à ceux qui sont susceptibles, en agissant sur la force vitale, de déterminer
une modification quelconque de ses manifestations, un
ensemble de symptômes, par conséquent une maladie
artificielle ; car ce qui serait impuissant contre cette
force, ce qui ne saurait la troubler, ne pourrait non
plus la ramener à son type naturel. A leur tour, ces
symptômes artificiels sont tout aussi impénétrables
dans leur essence que les symptômes naturels ; et, pour
les mêmes raisons, on devra donc se borner à les constater. Le médecin ayant, d'une part, les symptômes
qui lui révèlent la maladie , et, de l'autre, connaissant
ceux qui lui ont révélé les modifications que les agens
dont il dispose peuvent produire dans l'organisme,
n'aura plus qu'à se décider sur la manière d'appliquer
ces agens. »

Quatre méthodes se présentent : 1° opposer aux symptômes de la maladie l'agent ou le médicament qui produit des symptômes contraires ; 2° employer celle qui
produit des symptômes différens, la révulsion ; 3° opposer à la maladie des moyens incertains sans loi ni
précepte, l'empirisme ; 4° ou enfin employer le médicament qui produit des symptômes semblables.

I. L'ENANTIOPATHIE, c'est la méthode antipathique
ou palliative , fondée sur ce précepte aussi ancien

que la médecine : *Contraria , contrariis curantur.*
Quoi de plus naturel, en effet, que d'opposer, à un
état pathologique déterminé, les moyens qui devaient
opérer en sens inverse de cette disposition? Celui qui
le premier conçut l'idée de remède, ne dut-il pas saisir
de suite un contraste entre le mal et son moyen curatif?
Dès qu'on se fut mis à raisonner, ne dut-on pas, par
une conséquence forcée, traiter le chaud par le froid, le
sec par l'humide, la tension des fibres par des relâchans,
leur relâchement par des toniques, l'épaississement des
humeurs par des délayans, leur état acide par des al-
calins, etc., etc.? Certes il était dans la nature de l'intelligence humaine de procéder par cette voie et de s'y
maintenir pendant tant de siècles (1).

Contre une brûlure elle emploie l'eau froide, les purgatifs contre une constipation, les narcotiques contre
l'insomnie; mais la plupart de ces moyens, dont l'action
primitive sur l'organisme tend réellement à y produire
le contraire de la maladie, déterminent, dès qu'on suspend leur emploi, une action secondaire ou réaction,
qui se fait en sens inverse de leur action primitive et
dans le sens même de la maladie, d'où résulte une aggravation d'autant plus vive, que le moyen palliatif
aura été employé plus long-temps et à plus forte dose.

(1) Si, par traitement antipathique, Hahnemann entend
la soustraction quand il y a plénitude , la réfrigération lorsqu'il y a excès de chaleur , la stimulation quand il y a inertie
véritable, la restauration dans le cas d'inanition bien con-
statée, je ne sais comment il peut avancer qu'une pareille
thérapeutique n'est pas véritablement utile. (Broussais,
Examen des doctrines, 1828.)

Ainsi, la main retirée dé l'eau froide devient plus rouge et plus brûlante qu'avant l'immersion ; la constipation est plus opiniâtre après les purgatifs ; l'insomnie plus fatigante et plus rebelle après l'usage de l'opium. La conclusion sera-t-elle que les palliatifs n'ont jamais fait de bien ? Non, assurément. On doit reconnaître qu'ils apportent souvent un prompt soulagement, et que, dans les maladies, ils peuvent, en diminuant la gravité des symptômes, atténuer le péril et abréger la durée du mal. Dans certains cas même, les palliatifs peuvent seuls être employés, par exemple : les excitans de la respiration dans la syncope, l'asphixie par le charbon, etc. ; mais cette méthode de traitement ne peut être générale, puisqu'elle n'est indispensable qu'exceptionnellement ; puisque, dans les maladies aiguës, elle ne produit tout au plus que du soulagement, et que, dans les maladies chroniques, loin de guérir, elle laisse après elle les symptômes les plus graves et les plus invétérés.

La loi des contraires est la base essentielle de la thérapeutique actuelle ; mais, indépendamment des incertitudes nombreuses dans lesquelles la médecine, qui se prétend rationnelle, se trouve si souvent plongée, elle offre journellement, dans l'observation de ses moyens de démonstration et l'étendue de son application, un grand nombre de faits négatifs. De plus, elle offre *une masse de faits empiriques* que les praticiens se sont habitués à accepter, sans pouvoir jamais en tirer aucune conséquence, et qui, jusqu'à Hahnemann, sont restés inexplicables pour la science. En voici quelques exemples pris dans les coutumes du jour. La guérison des érysipèles phlegmoneux par les vésicatoires volans;

celle des inflammations purulentes des paupières, des écoulemens blennorrhagiques ou autres, par la solution de nitrate d'argent (pierre infernale) ; le même caustique, appliqué aux angines croupale, membraneuse, et depuis quelque temps même aux simples esquinancies. Ces exemples démontrent-ils la justesse de la loi des contraires ? Les praticiens peuvent-ils encore se dissimuler que, dans ce cas, leur thérapeutique consiste à mettre du feu sur du feu? à opposer maladie à maladie ?

Dans un autre ordre d'observation, la loi des contraires ne se voit-elle pas oubliée par ceux qui veulent, avant tout, obtenir des guérisons, n'importe par quel procédé ?

L'ont-ils présente à l'esprit ? Est-ce elle qui leur sert de guide quand ils prescrivent l'ipéca contre les envies de vomir, les purgatifs contre certaines affections diarrhéiformes ; quand ils opposent des collyres irritans à des ophthalmies rebelles; la belladone à la coqueluche; l'iode, le carbonate de baryte aux scrofules ; la ciguë aux affections cancéreuses ; les préparations arsénicales contre certaines dartres, etc., etc. ? Ces faits ne doivent-ils pas être rapportés à la loi des semblables ? Nous ne pouvons dénombrer ici la multitude des moyens empiriques auxquels les praticiens recourent journellement. Certes, personne ne s'est avisé d'expliquer, par le principe des contraires, l'efficacité des moyens dits spécifiques les mieux reconnus ; de ces médicamens dits héroïques qui, malgré leur mauvaise administration, n'en ont pas moins fait la gloire de l'art de guérir : tels que le mercure, le soufre, le quinquina, les préparations sulfureuses, etc., etc.; ne sont-ce pas là évidemment

des médicamens homœopathiques employés empiriquement, puisqu'il est reconnu, d'une manière incontestable, qu'ils peuvent développer, sur l'homme sain, les
symptômes analogues aux maux qu'ils guérissent. (Ratier, Nivelet.)

II. L'Allopathie, est la méthode dérivative, indirecte ou révulsive ; elle combat une maladie en sus-
citant une autre maladie dans un point moins important de l'économie, afin d'y détourner l'excitation
et l'afflux qui se font d'une manière anormale dans un
organe plus essentiel. C'est un autre principe, aussi
vieux dans la science que la loi des contraires, et qui y
a reçu aussi force de loi. Ce principe, fondé lui-même
sur la connaissance des sympathies organiques, établit
que, *lorsque deux affections existent en même temps
dans deux points différens de l'économie, la plus forte
atténue la plus faible.* Tel est le but du seton à la nuque
dans certains cas d'ophthalmie ; des sinapismes aux
jambes dans les congestions cérébrales ; des cautères,
des vésicatoires, des ventouses, des moxas, etc., dans
diverses maladies organiques. Mais ces moyens non
plus ne guérissent pas toujours, ils déplacent seulement
le mal. Si la maladie est aiguë, ils peuvent bien dimi-
nuer la congestion et la souffrance de l'organe affecté
et produire une palliation indirecte ; mais si la maladie
est chronique, leurs bons effets ne sont que passagers :
aussitôt qu'on les suspend, la maladie reprend son siége
primitif et parcourt ses périodes. Bien plus, dans un
grand nombre de cas, les dérivatifs n'amènent aucune
amélioration dans l'affection principale, et leur action
se borne à augmenter les douleurs et l'épuisement des
malades.

Un tort grave de ces deux méthodes, c'est qu'elles ne se sont pas contentées d'opposer tout simplement, aux divers états morbides, des modificateurs qui pouvaient produire le contraire, ou quelque chose de différent de ces états ; elles ont été plus loin : elles ont voulu approfondir la nature même des maladies, espérant arriver, par cette connaissance, à un traitement rationnel et philosophique. De là tant de systèmes et de suppositions contradictoires qui ont introduit dans la médecine les procédés thérapeutiques les plus opposés. (Ratier, Nivelet.)

III. L'EMPIRISME, tel qu'il faut l'admettre d'après l'acception que l'on donne aujourd'hui à ce mot, est basé sur une pratique vague, incertaine, dans laquelle on fait emploi de certains moyens avec lesquels on a guéri, sans que souvent on puisse se rendre compte de leur action sur l'économie. Avec cette méthode, qui n'en est pas une ; avec ce système que la raison a réprouvé de tout temps, et qui pourtant, à toutes les époques, a eu ses partisans, on n'a jamais le secret, ni des succès, ni des revers ; elle est aventureuse, ne repose sur aucune loi ni précepte, et c'est pourquoi son expérience est aveugle et stérile. Souvent elle se sert de médicamens homœopathiques sans en avoir la conscience. Nous venons d'en citer quelques exemples ; nous ajouterons les suivans : la belladonne dans la coqueluche, les antimoniaux dans la pneumonie, le sous-nitrate de bismuth dans les gastralgies, le datura stramonium dans le tic douloureux, le thuya occidentalis dans le traitement des condylômes, etc.

« L'empirisme est en effet sans valeur, si ce n'est au moment où il révèle un fait nouveau. L'expérience

qu'on obtient avec son aide meurt avec l'occasion qui
l'a fait naître. L'empirisme raconte des succès sans
pouvoir dire comment il.les a obtenus, ni s'ils se reprо-
duiront : c'est de l'histoire, ce n'est pas de la science ;
car la science rapporte le fait à une loi ; et, la loi à la
main, elle dit l'avenir. De l'avenir et du passé, l'empirisme ne sait rien ; le présent seul lui appartient ; et le
présent est déjà si loin de nous quand nous le racontons,
que nous ne l'estimons qu'autant qu'il nous conduit à
l'avenir. » (Léon Simon.)

IV « La Méthode Homœopathique est évidemment
une méthode de pure observation. Elle se contente de
raconter sans jamais inventer. Nous avons déjà dit
qu'elle ne cherche ni à pallier, ni à dériver ; ainsi, elle
n'a recours ni aux saignées, ni aux topiques émolliens,
ni aux vésicatoires, ni aux setons, ni aux moxas, etc. ;
elle s'adresse directement aux symptômes et croit avoir
guéri quand elle a fait disparaître complètement tous
ces derniers. Pour y parvenir, elle emploie toujours le
médicament reconnu capable de produire les symptômes analogues à la maladie actuelle. Contre la constipation , un agent qui produit la constipation ; contre
l'insomnie, le café ; contre le vomissement, certains vomitifs, etc.

» Les pratiques vulgaires fournissent des preuves en
faveur de l'homœopathie. Le moissonneur altéré avale
quelques gouttes d'eau-de-vie, qui étanchent sa soif
bien mieux que de grandes quantités d'eau ; les ouvriers
que leurs travaux exposent à des brûlures fréquentes ,
ne plongent pas dans l'eau froide les parties brûlées ,
mais les approchent du feu et se guérissent ainsi en quelques instans ; les gens du peuple emploient, contre les

contusions et les entorses , l'arnica, qui produit lui-même du gonflement avec des douleurs de meurtrissures et de distension, etc. » (Ratier.)

Hahnemann veut , comme Bâcon, que la méthode d'observation soit observée dans toute sa rigueur ; il bannit de la médecine toutes les abstractions sur lesquelles les doctrines contemporaines s'appuient trop souvent pour déguiser leur faiblesse. Il bannit de la science les hautes et sublimes spéculations par lesquelles l'esprit humain essaie de franchir les limites de la raison.

Hahnemann professe depuis quarante années que *la seule et unique* manière de traiter efficacement les maladies, consiste à diriger, *contre l'universalité des symptômes*, celui des médicamens dont on connaît bien la manière d'agir sur *l'homme en santé* et qui possède la faculté de produire la *maladie artificielle la plus ressemblante possible à la maladie actuelle* qu'on a sous les yeux (1).

(1) N'est-ce pas une erreur grave de dire que *le médicament doit produire la maladie artificielle la plus ressemblante possible à la maladie actuelle?* En effet, il n'y a jamais *substitution* d'une maladie à une autre; mais bien *modification* de la maladie primitive , et quand même il y a aggravation, ce qui est rare , par emploi de doses trop fortes du médicament convenable, il n'y a pas *substitution*. M. le docteur Rapon fils , qui vient de se faire connaître à l'occasion du congrès scientifique de Lyon, écrit les lignes suivantes :

« Il ne s'agit, en aucune façon, de substituer un mal à un autre, mais de modifier les manifestations morbides d'un

Il faut bien comprendre la pensée d'Hahnemann : *analogie et non identité* entre la maladie et l'agent médicinal. En effet, il est actuellement bien reconnu qu'en physiologie (état de santé) il n'y a jamais identité parfaite entre les êtres vivans ; qu'en pathologie (état de maladie) il n'y a pas deux maladies absolument semblables, identiques. Ainsi, dans la nature, il y a analogie, l'identité ne nous appartient pas (1).

Il faut aussi remarquer dans quels termes Hahnemann s'exprime sur la loi des semblables. Il ne dit pas que l'homœopathie soit une méthode de traitement à ajouter aux méthodes déjà connues; il ne se contente pas de la considérer comme utile dans certains cas exceptionnels où la médecine ordinaire serait sans efficacité. A ses yeux, l'*homœopathie est la seule et uni-*

appareil par un agent qui ait prise sur lui. Ce qui induit en erreur ceux qui jugent superficiellement l'homœopathie, c'est de considérer l'ensemble des phénomènes anormaux produit par le médicament, non comme l'expression de sa manière d'influencer telle ou telle fonction, mais comme une véritable maladie, d'une nature identique à celle qu'il s'agit de guérir; alors l'idée de substitution vient naturellement à l'esprit. Mais l'action médicamenteuse est si peu une maladie, elle en diffère tellement, que, lorsque la véritable maladie existe, elle la dissipe au lieu de l'accroître.»

(1) Les faits pathologiques sont-ils toujours semblables à eux-mêmes? Y a-t-il identité dans les faits soumis à l'observation du médecin ? Cette question, long-temps débattue, s'est terminée par la conclusion suivante : en pathologie (maladie), l'identité parfaite est une chimère, il ne reste qu'une analogie plus ou moins grande entre les maladies. Donc l'identité des faits n'existe pas. (Amédée Latour.)

que manière de *traiter efficacement les maladies.*
Ainsi, entre lui et la médecine allopathique, point
d'équivoque : ou Hahnemann s'est étrangement abusé,
ou chaque fois que la médecine ordinaire obtient une
guérison dont elle puisse revendiquer l'honneur, c'est
que, sciemment ou non, elle a opéré conformément aux
lois de l'homœopathie.

C'est dans la vertu des médicamens dits *spécifiques*,
que se trouve la plus éclatante confirmation de l'homœopathie. Leur mode d'action, qui avait mis en défaut
jusqu'ici toutes les suppositions théoriques de la médecine, s'explique par la similitude de leurs symptômes
avec ceux des maladies qu'ils guérissent. De même que
le quinquina guérit les affections intermittentes parce
qu'il peut en produire, de même le soufre guérit la gale
parce qu'il produit des maladies de peau. Ainsi le mercure guérit la syphilis, parce qu'il produit des symptômes semblables à ceux déterminés par le virus syphilitique, tels que : ulcères, douleurs, exostoses, ca-
ries, etc., etc. ; ainsi la vaccine préserve de la variole,
parce qu'elle fait naître une éruption semblable aux
pustules de la petite-vérole ; ainsi la digitate agit contre
les affections du cœur, etc., etc.

Chaque maladie est individuelle et demande une étude
spéciale. L'appréciation exacte de tous les symptômes
morbides dans leur moindre nuance devient le point
important, puisque c'est d'elle que dépend le choix du
médicament. La science du diagnostic, quoique importante, ne joue qu'un rôle secondaire ; la classification
des maladies perd son utilité, et leurs dénominations
deviennent peu importantes.

Hahnemann n'a point méconnu la valeur de l'anatomie pathologique, comme on le lui a reproché ; il veut, au contraire, que le médecin s'aide de ses lumières, mais à la condition de la subordonner à deux autres classes de symptômes : *les lésions de sensation et d'action.* Ne faut-il pas ajouter, avec le docteur Léon Simon, *les lésions de texture ;* car, entre agir et sentir, se trouve l'organe, le corps, instrumens de sensation et d'action.

Toute maladie entraîne donc des altérations de ces trois modes de la vie humaine. Au point de vue thérapeutique (traitement de la maladie), c'est la lésion de sensation qui marche en première ligne ; car la douleur est un grand fait dans les maladies : elle est ce qu'il y a de plus expressif, de plus vivant, et, par conséquent, de moins arrêté dans la forme , dont les nuances sont si variées. En un mot, le chef de la doctrine homœopathique veut, qu'à l'exemple de Broussais, on s'attache à la pathologie physiologique.

Suivant Hahnemann, la base fondamentale de la connaissance de toute maladie repose sur la *cause occasionnelle* et *les symptômes.* Les causes occasionnelles sont *internes* et *externes ;* internes lorsque le sujet les puise en lui-même ; externes, lorsqu'elles viennent du milieu (air) dans lequel il est appelé à vivre.

Les causes occasionnelles internes sont de trois ordres : *physiques, intellectuelles* ou *morales.* Leur étude est importante, puisqu'elles fixent souvent sur le choix des médicamens appropriés.

Les causes occasionnelles externes se tirent du milieu (air) qui nous entoure, et, à son influence généralement connue, il faut ajouter les influences contagieuses et épidémiques.

Hahnemann divise les maladies en quatre classes : *maladies aiguës; maladies chroniques ou miasmatiques; maladies épidémiques; maladies médicinales.*

1° *Maladies aiguës.* Dans ces maladies, l'homœopathie guérit d'une manière plus *rapide*, plus *douce*, plus *durable* que par les autres traitemens dans lesquels on réunit, sans ordre ni méthode, sans autre règle que le jugement du médecin, des médicamens actifs, des évacuations sanguines abondantes, des stimulans, des révulsifs, des purgatifs et autres moyens non appropriés à l'état de l'économie.

Les convalescenees sont de courte durée; les moyens employés étant toujours *directs*, tandis que les moyens allopathiques sont toujours indirects et souvent incertains. Exemple : la saignée qu'on oppose à une irritation ou inflammation, diminue la congestion locale ou la pléthore générale si elle existe. Si l'inflammation cède à une évacuation sanguine, doit-on lui en attribuer la cessation? N'y a-t-il pas ici évacuation sanguine d'une part, *et la réaction vitale de l'autre ?* La saignée, dans ce cas, débarrasse l'organe ou l'organisme d'une réplétion trop forte ; mais l'honneur de la guérison ne doit-il pas appartenir à la réaction vitale?

La saignée devient inutile si, à l'aide de moyens spéciaux dits *spécifiques*, il est possible de déterminer cette réaction, qui est difficile à obtenir dans les deux cas suivans : 1° chaque fois que la congestion est trop violente pour que la réaction s'opère sans déplétion préalable; 2° dans le cas de pléthore générale, ce qui arrive rarement, suivant Hahnemann.

2° *Maladies épidémiques.* Ici la supériorité de l'homœopathie est incontestable. Elle possède des médica-

mens qui arrêtent les progrès dans quelques unes de
ces maladies, et souvent même en préviennent le développement. La belladone dans la scarlatine ; le vera-
trum, le cuivre dans le choléra. C'est surtout dans cette
épidémie que l'on a pu constater les avantages immenses de la nouvelle thérapeutique (traitement) sur celle
des écoles allopathiques. Dans tous les pays où ce fléau
porta ses ravages, le zèle et le dévouement des médecins
fut unanime. Tous rivalisèrent avec un noble courage
et une abnégation au dessus des plus grands éloges ;
mais que de fois le succès n'a-t-il pas trahi leurs bonnes
intentions (1) !

3° *Maladies médicinales.* Celles qui résultent de
l'emploi abusif d'un médicament actif, employé ou à
des doses exagérées, ou pendant un temps trop pro-
longé. C'est principalement aux médicamens que l'on
emploie empiriquement dans les maladies chroniques,
telles que les dartres, les scrofules, les maladies des
os, etc., etc., que sont dus ces accidens qui constituent
de véritables maladies, dans lesquelles ces médicamens
d'action indirecte ajoutent à la maladie, qu'on ne guérit

---

(1) Statistique des résultats obtenus par l'allopathie et
l'homœopathie dans le traitement du choléra-morbus.

Allopathie. Dans les hôpitaux de Paris, Venise, Padoue,
Bergame, Genève, Turin, Livourne, Ancône, Naples, Palerme, etc.

Malades, 2,100 ; morts, 1320 ; guéris, 680.

Homœopathie. Lemberg, Vienne, Berlin, Russie, Hongrie, Autriche, Germanie, Paris, Marseille, Palerme, etc.

Malades, 1,000 ; morts, 116 ; guéris, 884.

(Léon Simon, Calendra, Peschier.)

pas, une affection compliquée qui entraîne souvent la perte des malades. Hahnemann a découvert et fait connaître les antidotes de ces graves affections, ce dont la médecine ordinaire ne se doute guère, qui arrêtent encore les progrès du mal, alors même qu'il n'est plus temps de le détruire.

4° *Maladies chroniques ou miasmatiques*. Ce sont celles qui ont forcé Hahnemann au travail le plus assidu et le plus difficile. Ce n'est qu'après seize années de recherches qu'il parvint à établir que toutes les maladies chroniques qui ne résultaient pas du virus syphilitique ou du virus sycosique (celui qui produit les excroissances et les végétations, et qu'Hahnemann *croit distinct* du virus syphilitique), avaient pour cause le principe contagieux la spore qui produit, sous différentes formes, la gale, la teigne, les dartres vives et l'ancienne lèpre. C'est le principe acquis par infection directe ou transmis par hérédité et modifié par son passage à travers des milliers de générations, qui détermine les altérations organiques constituant les innombrables maladies chroniques. Cette pensée se trouve dans la médecine ordinaire; dans les auteurs de 1795 à 1820 (Portal entr'autres). Elle fait jouer un grand rôle au vice dartreux, herpétique dans la production des maladies; seulement Hahnemann l'a généralisée et l'a formulée d'une manière précise. En même temps qu'il trouvait cette solution au problème des maladies chroniques, il reconnaissait qu'un certain nombre de médicamens avaient, contre ces maladies de nature psorique, une action toute particulière, toujours fondée sur la loi homœopathique. De là une classification de médicamens indispensables au traitement des maladies chroniques, les *antisporiques*.

Les maladies chroniques se divisent en deux classes : les maladies où la désorganisation est évidente, et celles qui, pour être miasmatiques à leur origine, ont pu durer depuis un temps plus ou moins long, avoir déjà porté à l'organisme une atteinte plus ou moins profonde, sans cependant avoir encore amené cette transformation des tissus organiques que l'on nomme la *désorganisation*. Si l'organisme a résisté aux inflammations chroniques, suites de maladies aigües ; s'il n'existe pas d'épanchemens dans les cavités du corps, conséquences souvent fâcheuses d'altérations profondes des méninges, de la plèvre, du péricarde et du péritoine (enveloppes du cerveau, des poumons, du cœur, des intestins) ; s'il n'y a que tuméfaction, gonflement, induration, inflammation lente des organes ou appareils d'organes ; s'il n'existe que des lésions de fonctions, que des lésions légères de texture, que des lésions de sensations toujours si nombreuses et si variées dans les appareils sensitif, circulatoire, respiratoire, digestif, urinaire, etc. ; dans tous ces dérangemens, l'homœopathie obtient des succès étonnans. L'allopathie, toujours si impuissante dans ces nombreuses affections, ne peut lutter avec la thérapeutique homœopathique. Ces maladies nombreuses, auxquelles il faut joindre les maladies des os, les dartres, les scrofules, le prurigo, etc., trouvent le plus souvent une cure radicale par l'application de la loi des semblables, quand l'allopathie a épuisé inutilement toutes ses nombreuses ressources.

Quand la désorganisation est évidente, l'homœopathie en est réduite, comme les autres doctrines, à agir *palliativement*; mais encore ici les moyens qu'elle emploie et le régime qu'elle conseille n'affaiblissent pas le malade ; et, soutenant sa vitalité au lieu de l'abattre, son action palliative est encore préférable à celle de la médecine opposée. (Hahnemann, Léon Simon, Ratier.)

4° PARALLÈLE ET APPRÉCIATION
DES MÉDICAMENS ALLOPATHIQUES ET
HOMŒOPATIQUES.

« Le médecin est le ministre de la nature, n'importe ce qu'il médite , n'importe ce qu'il fasse ; si la nature n'obtempère pas , il ne commande pas à la nature. (Baglivi.) » Ce précepte si sage, d'un de nos meilleurs médecins, évite dans la pratique de la médecine allopathique de commettre beaucoup d'erreurs et préserve les malades de l'abus des médicamens. C'est lui qui guida Broussais dans la réforme immense qu'il fit dans la pharmacopée ; c'est lui qui doit être le guide de tout médecin éclairé , n'importe à quelle école il appartient, n'importe la doctrine qu'il ait embrassée. Si dans l'étude des agens médicinaux sur l'homme malade , ce précepte avait toujours été suivi , la matière médicale ne serait pas aussi informe, aussi monstrueuse, aussi compliquée, aussi incohérente, comme l'écrivait Bichat en 1801. Les essais tentés depuis pour la simplifier, n'ont abouti à aucun résultat satisfaisant. La raison en était simple, l'application des médicamens

n'a toujours lieu que chez l'homme malade ; toutes les
méthodes se réduisaient à ce principe faux : *Détermi-*
ner les propriétés des médicamens d'après la nature
des maladies contre lesquelles ils se montraient salu-
taires.

A cette méthode vicieuse d'étudier les médicamens
sur l'homme malade, se joint, en allopathie, un autre
principe non moins erroné, et qui avait déjà été si-
gnalé souvent avant Hahnemann et depuis par l'école de
Broussais : nous voulons parler de l'emploi des mélanges
médicamenteux. Jamais, ou très rarement, ils ne sont employés seuls. Le médecin prescrit-il une tisane ? rarement
elle est simple, le plus souvent composée de plusieurs
plantes. Est-ce une potion qu'il formule ? sous les titres
de base, *d'excipient*, *d'adjuvant*, *de correctif*, il
réunit toujours quatre à cinq substances sans avoir
égard aux propriétés particulières dont elles jouissent.
Sans parler des altérations que ces mélanges doivent
faire éprouver aux médicamens, lors même qu'il ne se
passe pas entre eux aucune réaction chimique, ce qui
arrive souvent, peut-on se fier aux effets qu'ils produisent, et est-il possible au médecin, quand il guérit, d'attribuer ses succès à telle ou telle substance
employée dans la formule complexe prescrite ? Répétons avec Montaigne : « De tout cet amas ayant fait
une mixture de breuvage, n'est-ce pas quelque espèce
de rêverie d'espérer que ces vertus s'aillent divisant et
triant de cette confusion et mélange, pour courir à
charges si diverses? Je craindrais infiniment qu'elles
perdissent ou échangeassent leurs étiquettes et trou-
blassent les questions. »

Une seule voie se présente : c'est celle tracée et suivie

par Hahnemann pour arriver à un résultat certain. C'est
l'expérimentation sur l'homme sain des substances médicatrices. Il a fait connaître la nécessité d'opposer aux
maladies naturelles des médicamens qui produisent des
symptômes analogues et agissent suffisamment pour
modifier les maladies et les guérir. Cette nécessité entraîne le besoin de connaître rigoureusement tous les
effets que peut produire chaque médicament, et cependant tous les traités de matières médicales qui ont été
faits jusqu'à ce jour, sont loin de fournir cette connaissance ; les données qu'ils fournissent sur la propriété
des médicamens sont incomplètes, conjecturales ou fausses. En pouvait-il être autrement, puisque les sources
auxquelles ont été puisés les élémens de la matière médicale sont impures ? « En effet, dit Bichat, à quelles
erreurs ne s'est-on pas laissé entraîné dans l'emploi de
la dénomination des médicamens ? On créa des désob-
struans quand la théorie de l'obstruction était en vogue ;
les incisifs naquirent quand celle de l'épaississement
des humeurs lui fut associée. Les expressions de délayans, d'atténuans, furent mises en avant à la même
époque. Quant il fallut envelopper les âcres on créa les
invisquans, les incrassans, etc.; ceux qui ne virent
que relâchement ou tension des fibres dans les maladies,
que *laxum et strictum*, comme ils le disaient, em-
ployèrent les astringens et les relâchans ; les rafraî-
chissans et les échauffans furent mis en usage, surtout
par ceux qui eurent spécialement égard, dans les maladies, à l'excès ou au défaut de calorique, etc.

» Des moyens identiques ont eu souvent des noms
différens, suivant la manière dont on croyait qu'ils
agissaient : désobstruant pour l'un, relâchant pour

l'autre, rafraîchissant pour un autre, le même médicament a été tour à tour employé dans des vues toutes différentes et même opposées, *tant il est vrai que l'esprit de l'homme marche au hasard quand le vague des opinions le conduit.* »

N'avait-on pas été jusqu'à déduire l'action des médicamens de leurs propriétés physiques, chimiques ou botaniques. Faut-il rappeler la folie de ces anciens médecins qui attribuaient à l'orchis la propriété de ranimer la puissance virile à cause de la forme de ses deux tubercules, au curcuma une action dans la jaunisse par sa couleur jaune; qui employaient le millepertuis comme efficace dans les plaies et contusions, parce qu'il laisse suinter un suc rouge? Les modernes n'ont-ils pas fait aussi des tentatives ridicules pour deviner les vertus des médicamens à l'aide de l'odorat et du goût?

Certaines substances n'ont été considérées que sous tel ou tel de leurs caractères physiques, d'après lesquels on a inféré, par analogie, leurs vertus médicinales. Ainsi, sous le nom d'*amers*, on a fait une grande classe d'agens pharmaceutiques remarquables par leur amertume, auxquels on a attribué les mêmes propriétés *excitantes*, *toniques*, *antiseptiques* reconnues au quinquina, et on les emploie à peu près indifféremment pour la même médication, sans calculer le moins du monde les autres effets qu'ils sont susceptibles de produire.

D'autres substances ne sont connues que par leurs propriétés chimiques et par une grossière analogie des réactions obtenues dans nos laboratoires; on leur a attribué la propriété de fondre, dissoudre des humeurs, des engorgemens dans l'organisme vivant : de là une classe de médicamens fondans, dissolvans, etc.

D'autres substances, et c'est le plus grand nombre, ont été classées d'après leurs propriétés thérapeutiques ; mais ces propriétés n'ont été déduites que de l'action des médicamens contre telle ou telle maladie. Ainsi, les antiphlogistiques, les antiscorbutiques, les antispasmodiques, les dérivatifs, les antelminthiques, etc. Mais que conclure de l'action de ces médicamens qui n'ont jamais été employés seuls, mais toujours mêlés à un grand nombre de substances actives, soit dans les potions, les tisanes, les emplâtres, etc., etc., sans parler des saignées, des vésicatoires et des autres moyens qu'on associe aux premiers. Comment discerner, entre tant de modificateurs, l'action spéciale et curative de l'un d'eux ?

La matière médicale est donc toute à refaire. On ne peut attribuer aucune vertu médicatrice à une substance d'après sa propriété physique, chimique et botanique ; l'expérience dément complètement cette opinion. Bichat reconnaît que jusqu'à lui la matière médicale a manqué de base parce que toujours on a conclu de la pathologie (maladie) à la thérapeutique (traitement) ; vice capital, qui avait pour point de départ de prendre la maladie pour mesure de la puissance du médicament, et, pour résultat, de prêter au médicament des propriétés qu'il pouvait ne pas posséder, puisque dans ce système il y avait impossibilité de faire une part exacte à l'énergie vitale, aux symptômes de la maladie et au médicament lui-même ; enfin, de soumettre l'art de guérir aux inconcevables fluctuations qu'ont subies les doctrines médicales.

Depuis Bichat (1801), malgré les efforts tentés par

Barbier (d'Amiens), Alibert, Nysten et autres auteurs,
la matière médicale n'est pas plus avancée, et nous en
avons la preuve. Le dernier Traité de thérapeutique
que la science possède (1841) , contient les mêmes erreurs, les mêmes incohérences, les mêmes fautes repro-
chées par Bichat : des classifications fausses, inexactes ;
des dénominations nouvelles qui ne sont pas plus expli-
cites que les anciennes. Ainsi nous avons des médicamens *reconstituans*, *des altérans*, jetés pêle-mêle avec
les évacuans, les irritans, les astringens, les excitans,
etc., etc.; cependant on y trouve quelques progrès pour
certains médicamens, le mercure, l'arsenic, l'or, etc.;
on a essayé de placer en regard de l'action thérapeutique sur l'homme malade, l'action du médicament sur
l'homme sain; on a fait une classe de *médicamens
substitutifs ou homœopatiques ;* mais ces tentatives sont
si inexactes, si incomplètes, si loin de la vérité, si peu
en rapport avec la véritable homœopathie, qu'on ne sait
si l'on doit féliciter les auteurs de cet essai. Je pencherais
plutôt pour le blâme ; car cette partie de l'ouvrage est
manifestement hostile à la doctrine d'Hannemann, à ses
travaux les plus réputés qu'on rejette avec un superbe
dédain. MM. Trousseau et Pidoux sont bien arriérés
et ignorent complètement ce qui se passe en homœopathie, même à Paris.

Le langage de l'homœopathie se glisse à pas lents
dans le camp de ses adversaires. Les uns sont forcés,
malgré eux, d'en reconnaître la vérité tout en la criti-
quant; d'autres se sont livrés de bonne foi à des essais
dont ils n'ont qu'à se louer. Quelques uns, en silence,
commencent à constater la valeur des doses infinitésimales.

La *Gazette Médicale* (août et septembre 1841) contient des expériences faites avec les diverses renoncules ; le Mémoire de M. Moreau, de Tours, sur son traitement des hallucinations avec un médicament homœopathique, le *datura stramonium* ; la *Gazette de Genève* fournit beaucoup d'essais tentés sur l'homme sain avec divers médicamens. M. Bossu, dans son nouveau compendium (1842), rapporte à la loi des semblables tous les médicamens confondus sous les noms d'altérans, de fondans, substitutifs ou homœopathiques.

Les citations suivantes viennent encore corroborer ce que nous avons dit sur la nécessité d'une étude nouvelle de la matière médicale, pour la rendre utile à l'homme malade : « Loin de s'enrichir dans la proportion des autres branches de la médecine, dit Bayle, qui en a parlé avec connaissance de cause, la matière médicale a réellement fait des progrès rétrogrades : une foule d'agens et de substances qui jusqu'alors avaient été regardés comme salutaires, sont tombés dans l'oubli ou bien ont été proscrits ; les nombreuses recherches qui avaient été faites jusqu'à nous sur les vertus des médicamens ont cessé d'être consultées ; et l'on a été jusqu'à ce point de scepticisme et d'incertitude, qu'on a révoqué en doute l'efficacité des substances les plus héroïques.

» La médecine actuelle est déviée de ses voies naturelles ; elle a perdu de vue son but, son noble but, celui de soulager ou de guérir. La thérapeutique est rejetée sur le dernier plan. Sans thérapeutique, cependant, le médecin n'est plus qu'un inutile naturaliste passant sa vie à reconnaître, décrire, classer et dessiner les maladies de l'homme. C'est la thérapeutique qui élève et anoblit notre art ; par elle, par elle seule il a un but, et j'ajoute que par elle seule cet art peut devenir une science. » (*Amédée Latour.*)

« La thérapeutique est la partie de la médecine qui s'est montrée la plus rebelle au joug des systèmes, et qui a fourni les armes les plus puissantes pour les détruire... Celui qui au lieu de soulager augmente le mal ; celui qui laisse périr au lieu de guérir les malades , celui-là ne pourra jamais faire triompher des doctrines qui le conduisent à de si déplorables résultats. La thérapeutique est la pierre de touche de toutes les théories ; *c'est au nombre des guérisons qu'ils opèrent qu'on doit juger du mérite des praticiens.* » (Bégin.)

Faut-il ajouter ici ce que nous avons déjà cité de Bichat : « On dit que la pratique de la médecine est rebutante ; je dis plus , elle n'est pas , sous certains rapports, celle d'un homme raisonnable , quand on en puise les principes dans la plupart de nos matières médicales, etc. »

Ce qui vient d'être rapporté n'est-il pas assez juste , assez explicite pour prouver toute l'incohérence de notre matière médicale et souvent ses inutiles ressources. Ces citations ne prouvent-elles pas le besoin d'une réforme générale dans la manière dont les médicamens sont employés en médecine ? N'est-ce pas assez pour justifier les praticiens qui , soumis aux inexactitudes et aux dénuemens de la matière médicale actuelle , vont chercher ailleurs des enseignemens plus positifs ? Ne doit-on pas, d'après cela, une éternelle reconnaissance à l'homme de génie qui a entrepris de reconstituer la matière médicale sur de nouvelles bases, et à ceux qui, comme lui, continuent des travaux si utiles à la science et à l'humanité? D'ailleurs n'avons-nous pas l'exemple d'un auteur estimé (Barbier d'Amiens) qui, le premier, donne l'exemple et le conseil d'étudier l'action des médicamens sur l'homme sain avant de les employer sur l'homme malade? Dans son Traité de matière médicale il met en parallèle les effets de la belladone, de la jusquiame, de l'arnica, de l'aconit, de la noix vomique, de la douce-amère sur l'homme sain, et les affections que ces plantes guérissent. Ce parallèle prouve que si la loi des semblables ne se trouve pas formulée dans les livres de l'allopathie, ses moyens de démonstration y sont établis d'une manière irréfragable. Ce parallèle démontre jusqu'à l'évidence tout le mérite de la réforme d'Hahnemann, et justifie l'importance de ses longs et pénibles travaux pour reconstituer la matière médicale sur une base solide et durable (1).

(1) On trouve, dans Ettmüller (1699), les effets produits sur l'homme en santé par la jusquiame noire, le solanum furiosum, etc., déterminant des symptômes en tout semblables à ceux reconnus par Barbier d'Amiens et Hahnemann.

5° PRÉPARATION
DES MÉDICAMENS HOMŒOPATHIQUES.

Hahnemann a été guidé dans la préparation de ses médicamens par cette loi généralement admise, que le frottement modifiait la nature des corps et y développait des propriétés dont ils ne paraissaient point jouir auparavant. En effet, nous voyons tous les jours des phénomènes étonnans produits par un frottement plus ou moins continué. Le calorique, l'électricité, la propriété de l'aimant dans certaines substances, ne sont que le résultat du frottement. Par ce moyen on enflamme deux morceaux de bois mis en contact et mus avec une certaine force et avec rapidité ; le fluide électrique ne se développe que par le frottement, et ce développement devient d'autant plus fort que le mouvement imprimé à la machine est plus actif. La cire dite d'Espagne, l'ambre, n'acquièrent la propriété d'attirer les corps que par le frottement, qui fait naître en même temps une odeur dont l'intensité est d'autant plus forte que les substances ont été plus vivement mises en mouvement. La corne, l'ivoire, les os sont inodores par eux-mêmes ; mais dès qu'on les lime ou qu'on les frotte, ils répandent une odeur qui finit par devenir insupportable. En pharmacie, nous avons certains médicamens qui ne jouissent d'une activité remarquable que par une manipulation long-temps prolongée ; le mercure, par exemple, à peu près nul d'action à son état métallique lorsqu'il est introduit, même en grande quantité, dans l'économie, acquiert par une longue trituration avec la graisse des propriétés d'une activité étonnante. Des substances nulles d'action sur l'homme à l'état ordinaire, dit Hahnemann, telles que l'or, le platine, l'argent, le charbon de bois, par un broiement continué pendant une heure seulement, acquièrent une force médicale bien caractérisée. Que l'on continue cette opération en en prenant un grain ; que l'on triture encore pendant une heure avec cent grains de sucre de lait, on obtiendra alors un médicament dans lequel la vertu médicale sera développée et exaltée à un très haut degré. Que se passe-t-il pendant ce long broiement, cette forte trituration? nous l'ignorons ; mais il est certain que les substances en perdant leurs propriétés physiques et chimiques, acquièrent une nouvelle énergie et constituent ce qu'on appelle en homœopathie *dynamisation*. Il s'opère ainsi non une atténuation de substances, mais bien un développement considérable de leurs vertus médicatrices ; alors ils produisent un plus grand nombre de symptômes qu'ils ne déterminent à l'état brut, et leur action devient plus subtile et plus pénétrante.

Le raisonnement qu'a fait et suivi Hahnemann était aussi logique que possible ; la cause d'une maladie étant aussi bien que son essence dynamique, il fallait que le remède pour agir sur la maladie fût aussi dynamique. Une fois le raisonnement du dynamisme réciproque établi, Hahnemann a cherché quelle était la moindre dose matérielle d'un remède qu'il pût donner avec fruit,

c'est à dire comme modificateur guérissant d'un symptôme morbide. Pour les liquides, l'extrême limite était
une *goutte* entière ; pour les solides, *un demi-grain, un
quart de grain* tout au plus. Remarquant des aggrava-
tions avec ces doses, il s'est alors avisé de mêler et d'a-
giter une goutte de remède liquide avec cent gouttes
d'alcool ; de ce mélange il a donné une goutte, et dans
les cas favorables il lui a paru que cette dose pouvait
encore être diminuée pour arriver à la limite de l'action
qu'il n'a jamais atteinte, et d'essai en essai il est arrivé
à répéter le mélange jusqu'à dix fois.

C'est donc par l'expression des sucs des plantes, par
leur long broiement et une forte trituration des substances minérales et autres corps solides, puis par la
succession (les secousses) dans l'alcool, qu'Hahnemann
parvient à préparer les teintures mères qui servent à
opérer les diverses dilutions avec lesquelles on imprègne les globules (1).

Une goutte de teinture mère mêlée avec cent gouttes
d'alcool (esprit de vin) forme la deuxième dilution. On
procède de même pour obtenir la troisième en mêlant
une goutte de la deuxième dilution avec cent autres
gouttes d'alcool, et ainsi de suite pour les autres dilutions. On imprègne cent globules de sucre de lait de la

(1) Pour faciliter la préparation des médicamens homœopathiques, le docteur Mure, si zélé pour la nouvelle doctrine, a inventé deux machines, l'une pour la trituration,
et l'autre pour la succussion. Avec ces deux instrumens,
on abrège singulièrement le travail pénible de la première
préparation.

grosseur d'une graine de pavot avec chacune de ces
teintures, et on les administre depuis la trentième dilution jusqu'à la première, suivant l'exigence des cas
et le jugement du médecin.

Voilà ce qu'on appelle en homœopathie *les doses
infinitésimales ! ! !* C'est cette partie de la doctrine
d'Hahnemann qui a excité le plus l'ironie de ses contra-
dicteurs ; c'est contre cette division à l'infini, que les
homœopathes seuls comprennent que l'on a versé à
pleines mains le ridicule le plus outré. Et cependant ne
peut-on pas poser les questions suivantes : Avons-nous
jusqu'ici quelques notions certaines, exactes, sur ce que
nous sommes forcés d'appeler la force médicamenteuse ?
Est-il prouvé qu'elle s'exerce en raison directe de la
masse des corps médicamenteux ? Pouvons-nous déterminer *à priori* quel sera juste le degré d'action dont
jouira l'agent provocateur des symptômes ? Non assurément. Alors quel droit a-t-il de s'inscrire en faux contre les nouveaux faits que signale l'homœopathie le
physiologiste qui n'a point expérimenté ce nouveau
mode thérapeutique ? Quelle idée donne-t-il de son savoir,
de son jugement, de sa probité scientifique ? La chimie
qui nous apprend l'extrême divisibilité des corps, est
cependant bornée quand il s'agit de la constater presqu'à l'infini. Qui oserait affirmer, sur la foi d'une analyse même bien faite, que la présence d'un corps dans
un liquide soit subordonnée à l'indication du réactif
même le plus pur ? Qui ne s'aperçoit au premier coup
d'œil du peu de valeur de ce procédé qui n'a que nos
sens pour juges ? Qui pourra soutenir que cette indica-

tion suffit pour inférer l'absence absolue du corps cherché? Personne assurément. La chimie n'a-t-elle pas commis assez d'erreurs, même nouvellement (l'arsenic par exemple), pour ajouter une croyance entière à ses décisions vagues et incertaines? On voit donc que, quand même la chimie serait impuissante à nous décéler l'existence du principe actif des globules, on ne manquerait pas de raisons pour en expliquer les effets (1).

Quant à l'explication qu'on peut donner de la guérison des maladies par la méthode homœopathique, elle importe peu, car la valeur des faits ne saurait lui être subordonnée. Voici l'explication la plus probable? l'unité de la vie ne permet pas que l'organisme vivant puisse être affecté simultanément de deux désaccords généraux semblables, et il faut que l'affection dynamique qui constitue la maladie, cesse dès qu'une seconde puissance semblable, celle du médicament, qui

---

(1) M. Guibert, devant MM. Jourdan et Léon Simon, a fait l'analyse d'une teinture de mercure à la quinzième dilution, et a décélé la présence de ce métal. Un malade soumis à un traitement homœopathique par le soufre, urinait pendant ce temps dans un vase de nuit en argent ; ce vase se colorait en noir pendant l'usage du médicament, et cessa de prendre cette teinte quand le soufre eut produit son action. Chaque jour, pendant la chaleur, nos malades faisant usage de globules sulfurés, se plaignent que l'eau dans laquelle on le fait dissoudre, contracte l'odeur sulfureuse ou un goût désagréable après le deuxième ou le troisième jour.

est plus forte, agit sur lui. C'est en quelque sorte, dit-on tous les jours, une substitution de la maladie artificielle à la maladie naturelle. J'ai démontré ci-dessus, par une citation de M. Rapou fils, que c'était une erreur grave ; mais il est curieux de voir en 1833, un médecin allopathe écrivant sur l'homœopathie, avoir parfaitement compris que, « *l'action des médicamens homœopathiques devant s'exercer sur des organes souffrans, leurs doses doivent toujours être plus ou moins minimes ; il suffit que leur action surpasse de'quelque chose, ou tant soit peu l'intensité de la maladie.* » (Joly). Pour que la modification médicamenteuse puisse s'effectuer, il faut nécessairement qu'elle soit plus forte que la maladie, et cette condition peut se réaliser dans tous les cas, parce que les médicamens ont, pour modifier la force vitale, une puissance bien plus efficace que celle d'aucun agent morbide ou pathogénique. En effet, de toutes les influences morbides, telles que l'action du froid, de l'humidité, des souffrances morales, des miasmes, etc., aucune ne sévit infailliblement sur tous les individus qu'elle atteint, tandis qu'il n'est pas d'organisation humaine qui résiste à un médicament quelconque, dont la dose est suffisamment élevée ; or, il dépend toujours de nous de porter les doses à un degré nécessaire.

Au reste, ce n'est pas par des raisonnemens plus ou moins subtils qu'on parviendra *à priori* à démontrer la possibilité de l'action de ses doses. Mais il faut céder à l'évidence des faits; les faits ne permettent pas le doute, puisqu'ils tombent sous le sens ; les faits parlent et doi-

vent être écoutés, lors même que notre raison les ré-
pousse. *Les faits sont irrécusables, tels qu'étranges
et singuliers qu'ils puissent nous paraître.* Ces faits,
chacun peut de nouveau les chercher, les trouver, les
comparer. Hahnemann en a indiqué la source. *Ces faits
seuls ont donné la loi des semblables.*

Hahnemann a écrit : «Si vous ne croyez pas ma vieille
expérience, faites comme moi, expérimentez et ju-
gez (1).» Que d'exemples ne pourrions-nous pas citer en

(1) Il paraît impossible, au premier abord, que des dis-
sidences puissent s'élever sur ce qu'on doit entendre par
un *fait* en médecine. Tout singulier que cela paraisse, il
n'est pourtant rien de plus réel, et, chose plus singulière
encore, c'est qu'en examinant ce sujet avec attention, on
est tout surpris de voir qu'il n'existe pas dans les livres de
médecine, je ne dis pas une bonne définition, rien n'est
plus difficile, mais même un exposé des conditions que doit
présenter un fait pour obtenir son admission dans la science.

Dans le langage des sciences et de la philosophie générale, un fait est un phénomène quelconque perceptible aux
sens... Il existe des faits simples, composés et compliqués...
En pathologie, il n'existe jamais de faits simples, ils sont
toujours composés et compliqués. Le fait en apparence le plus
simple, la névralgie, ne se constitue pas seulement de l'é-
lément douleur : selon son siége, elle provoque des phénomènes divers autres que les troubles de la sensibilité.
Si à la face, larmoiemens, affaiblissement de la vue, affaiblissement ou exagération de l'ouïe, etc., etc.; si au tronc,
troubles dans les fonctions circulatoires et respiratoires. Les
preuves sont surabondantes pour qui a mis le pied dans la
pratique; phlegmasies, hémorrhagies, fièvres, névroses, etc.,

faveur des doses infinitésimales et des faits étranges
qu'on observe à chaque instant, non seulement dans
notre économie , mais dans la nature ! ! ! Avant la découverte du magnétisme animal, qui aurait voulu croire
qu'à l'aide de gestes, d'attouchemens secondés par une
volonté ferme, on pouvait parvenir à endormir un in-
dividu ? Enfermez , pendant une heure seulement,
quinze personnes dans une chambre contenant un grain
de musc, il n'aura rien perdu de son poids, et cependant
il aura par la simple olfaction influencé en bien et en
mal chacune des personnes soumises à son action. Des
phénomènes divers ont été produits , pourriez-vous
établir le calcul des atomes odorans qui se sont échap-
pés et qui auront déterminé toutes ces actions si variées? Il en sera de même du camphre, de l'éther, des
eaux spiritueuses aromatiques, etc.

« Les motifs d'incrédulité qu'ont soulevés les petites
doses n'ont-ils pas droit d'étonner , quand on voit les
médecins admettre chaque jour la réalité de phénomènes normaux ou morbides , que cependant ils ne peuvent expliquer ? »

tous ces faits sont extrêmement complexes et d'une com-
plication souvent effrayante. Le travail des localisateurs
modernes a eu beau être persévérant et tenace, la simplicité des faits pathologiques n'a pas gagné grand'chose à ce
magnifique et pénible labeur.   (*Amédée Latour.*)

M. Léon Simon , dans ses leçons sur l'homœopathie, a
exprimé la même idée sur la localisation des maladies, que
toujours des troubles généraux précèdent, puis accompa
gnent.

Et quelle foi auraient-ils en médecine s'ils ne croyaient que ce qu'ils comprennent, et s'ils regardaient comme non avenu tout ce qui se trouve hors de la portée de leur intelligence? N'admettent-ils pas que des atomes de virus vaccin, insérés sous l'épiderme, exercent sur l'économie une perturbation qui la garantit pendant longues années de la contagion variolique? Le millionième enfant vacciné n'est-il pas à l'abri de la contagion aussi bien que le premier? La dose de miasme ou de virus pour opérer une contagion est peut-être moindre encore que les doses infinitésimales de l'homœopathie. Ont-ils calculé la quantité d'effluves marécageuses nécessaire pour produire une fièvre intermittente? Nieront-ils l'existence des maladies épidémiques ou sporadiques, parce qu'ils ne peuvent mettre dans la balance les agens de leur production? S'ils n'admettaient, comme modificateurs puissans de l'organisme, que ce qu'ils peuvent peser par onces, par gros ou par grains, comment pourraient-ils comprendre les changemens occasionnés dans les phénomènes de la vie par une foule de causes impondérables, immatérielles, par des influences morales, telles que la joie, le chagrin, la colère, etc., etc. ?

« Ne doit-on pas, pour ce qui constitue les impressions, les sensations, repousser toute idée de matérialité, de massivité, soit dans l'impression, soit dans la sensation! Ne sent-on pas aussi bien un cheveu promené sur la peau, qu'on sent le poids d'une pierre dans la main, et il n'y a aucune circonstance, aucune notion de masse dans l'organe qui perçoit, etc.

»N'existe-t-il donc que des preuves chimiques ou physiques? la matière est-elle absolument nécessaire au
doigt ou à l'œil pour reconnaître les propriétés? quelle
matière existe, se montre dans l'acte si singulier nommé
magnétisme animal? Il n'est question ici que de l'acte
vrai, que chacun peut produire et par lequel on amène
le sommeil ou la cessation de la douleur. Une personne
est magnétisée, elle s'endort; demander *la preuve* du
magnétisme? pourra-t-on vous la donner. Ne sont-ce pas
les faits qui répondront? Il en est exactement de même
de l'action des médicamens homœopathiques. Exemple:
Une personne d'âge mûr reçoit quelques globules imprégnés d'alcool, reposant sur un peu de mercure soluble et dissous dans une tasse d'eau, à prendre par cuillerée à bouche d'heure en heure; le lendemain cette
personne est en pleine salivation : est-il nécessaire
d'épreuve chimique pour être assuré que ces globules
contenaient du mercure?» (Peschier de Genève).

Puisque nos organes à l'état sain perçoivent facilement la sensation d'un corps impondérable, un cheveu
aussi bien que celle d'un corps pondérable, pourquoi
nos organes souffrans ne ressentiraient-ils pas l'action
des petites doses et que leur influence ne serait-elle pas
plus avantageuse que les hautes fractions? l'expérience
ne prouve-t-elle pas à chaque instant qu'un grain des
substances dites narcotiques, opium, belladone, jusquiame, détermine chez certains malades les signes
d'empoisonnement, tandis qu'ils éprouvent un effet salutaire du même moyen administré par gouttes légères
ou par fractions minimes? M. Bodin ne vient-il pas de

démontrer, sans songer sans doute à l'homœopathie, que l'arsenic, expérimenté par Hahnemann comme un précieux fébrifuge, possède réellement cette propriété. Il annonce avoir guéri avec ce médicament peu dispendieux, mieux qu'avec le quinquina importé à grands frais, des fièvres intermittentes graves dans les pays où elles sont constantes, en administrant par jour un centième de grain d'arsenic mélangé avec le sucre de lait : un centième de grain n'est-ce pas une dose homœopathique !!!

MM. Mohr et Alphonse Devergie, deux chimistes de haute réputation, viennent encore de rendre un important service à l'homœopathie, en cherchant à connaître à quel point de divisibilité l'arsenic pouvait arriver tout en restant sensible à nos sens. Le premier est parvenu à la 700,000 dilution, le deuxième à la millionième, retrouvent encore avec l'appareil de Marsh des taches arsenicales légères, fugaces et pondérables. Mais si la chimie possédait des instrumens comme ceux dont on se sert en physique et en botanique, des loupes, des microscopes, des verres grossissans, etc., elle aurait pu sans aucun doute pousser plus loin l'analyse des infinimens petits et reconnaître la présence des doses infinitésimales de l'arsenic. Ces expériences, jointes à celles de M. Guibourt, rapportées plus haut, prouvent d'une manière incontestable que les globules homœopathiques contiennent des parcelles de médicamens; qu'ils ont une action réelle qu'on leur dispute vainement, et l'expérience vient chaque jour la confirmer.

Dans tous ces cas et dans tant d'autres où la nature et la quantité des modificateurs échappent à la raison, souvent trop étroite, que l'homme a reçue en partage, nos médecins incrédules ne se permettent pas le moindre doute. Indulgens, incrédules, ils admettent tout, croient à tout, et respectent trop des idées que la routine a consacrées, pour reporter sur elles une part de l'absurdité dont ils gratifient les idées nouvelles.

Les médicamens homœopathiques s'administrent de trois manières : 1° à sec sur la langue ; 2° étendus dans une certaine quantité d'eau que l'on fait prendre par cuillerée une ou plusieurs fois le jour ; 3° par l'olfaction, c'est à dire en faisant seulement respirer soit les globules imprégnés par les teintures, soit les teintures elles-mêmes (1). C'est au jugement des médecins à ap-

(1) L'allopathie nous offre un grand nombre de faits qui prouvent les ressources qu'on peut tirer de l'olfaction dans beaucoup de maladies. Il est des idiosyncrasies qui ne peuvent supporter certaines odeurs sans éprouver un trouble tellement violent du système nerveux, que des désordres sérieux se développeraient infailliblement si on ne s'empressait de les soustraire à ces causes de maladies, qui sur d'autres organisations n'auraient aucune influence.

Je connais la femme d'un pharmacien qui ne peut souffrir aucune émanation d'ipécacuanha sans être prise d'envie de vomir. Une des filles du célèbre Dubois est tellement impressionnable, que certaines odeurs lui occasionnent des étouffemens, des spasmes de poitrine, des quintes de toux, etc. L'odeur du laudanum, même à distance, cause de sérieux accidens à une de mes parentes, etc.

L'homœopathie tire une très grande partie de ce moyen

précier la dilution qui doit être employée. Hahnemann, guidé par son expérience, enseigne qu'il faut préférer les plus hautes dilutions, surtout dans les maladies chroniques.

Un assez grand nombre de ses élèves ne suivent pas toujours ce principe du maître, et l'accord le plus parfait ne règne pas sur ce point bien important. En dernier résultat, beaucoup de cures ne s'en opèrent pas moins, soit par les hautes dilutions, soit par les moyennes. Cela peut facilement se concevoir par la différence très grande de la susceptibilité et de l'organisation individuelles, de tempérament, de sexe et de l'âge qui exigent pour obtenir des succès que la dose du médicament soit en parfait rapport avec les symptômes existans pour les faire disparaître. Or, ces doses doivent varier suivant les diverses indications que présentent les états de la vie, du tempérament, de la sensibilité, etc., etc.

(Bichat, Hahnemann, Bayle, Léon Simon, Peschier, Nivelet, Ratier, Bégin, Calendra, Amédée Latour, etc.)

d'administration. Je l'ai déjà éprouvé un grand nombre de fois dans les maladies aiguës, les accidens nerveux, etc., etc.

6°. REGIME HOMŒOPATHIQUE.

Le régime tracé assez sévèrement par Hahnemann , peut-être trop sévèrement, est souvent une des causes qui fait répugner les malades atteints de maladies chroniques à suivre un traitement homœopathique. On conçoit que ce chef de doctrine, qui ne prescrit des médicamens qu'à des doses excessivement minimes, devait écarter de l'organisme toutes les causes qui pouvaient troubler ou anéantir les effets de ces doses infinitésimales. C'est ainsi qu'il proscrit tous les légumes médicamenteux, les ragoûts, les salaisons, les ognons , les alimens crus et de difficile digestion , la salade par exemple; le café , le vin pur, le thé, les liqueurs , etc. Sans doute il faut écarter autant que possible tout ce qui peut troubler l'action des médicamens homœopathiques ; mais il est si difficile d'obtenir de l'homme des privations d'autant plus dures qu'elles deviendraient un supplice pour ses habitudes, et que ses organes souvent ne pourraient supporter ces privations sans en éprouver un dommage réel. Ainsi Hahnemann, exerçant en Allemagne , n'a pu obtenir de ses malades la suppression du café devenu par l'habitude une nécessité, et cependant il a fait des cures admirables. Les homœopathes exerçant en Angleterre et en Belgique , n'ont pu réussir à supprimer l'usage du thé, et cependant leurs succès n'en sont pas moins nombreux ; excepté dans quelques cas particuliers, impérieux, les

médecins sont obligés de céder aux exigences des habitudes contractées, et ils apprennent vite que, malgré
ces infractions à la règle tracée, l'action des médicamens n'en est pas troublée. Nous en avons chaque jour
la preuve dans nos dispensaires, où un grand nombre
des pauvres sont reçus. Ces malheureux que la misère
poursuit, ne peuvent pas toujours observer les règles du
régime prescrit, et leurs maux n'en disparaissent pas
moins, dans le plus grand nombre des cas. Ainsi la
règle est excellente ; mais elle peut subir des exceptions et des modifications qui la rendent plus facile à
exécuter.

7°. CHIRURGIE HOMŒOPATHIQUE.

Hahnemann, tout en ayant tracé en homme sage et
expérimenté les immenses ressources que sa doctrine
peut offrir au médecin instruit et bon observateur, recommande d'avoir recours aux opérations chirurgicales chaque fois que les accidens l'exigent. Confiant
dans un assez grand nombre de cas dans les ressources
de l'homœopathie, il réduit à des occasions peu fréquentes les opérations chirurgicales ; mais je crois cette
restriction trop prononcée. Aussi un reproche mérité
est adressé chaque jour au plus grand nombre des
homœopathes praticiens de Paris : celui de négliger la
visite des organes cachés, de ne pas s'assurer par une

exploration nécessaire de l'état de gonflement, de tur-
gescence, d'induration ou de transformation des divers
organes.

Les uns prennent à la lettre la parole du maître , et
mettent une confiance aveugle dans l'activité et la
puissance des agens thérapeutiques homœopathiques,
comptant sur une modification générale suffisante ;
faut-il accuser les autres de l'ignorance des moyens
d'explorations et de ceux que leur offre la juste application des médicamens appropriés ! ! ! Toujours est-il
que l'allopathie enregistre de temps à autre des faits
dont elle se sert pour combattre avec quelques succès
la nouvelle doctrine, à laquelle elle reproche avec quelque raison de ne pas savoir allier un traitement local
au traitement général, et de laisser développer des accidens graves, des désordres difficiles à réparer pour ne
pas savoir se servir d'une lancette, d'un bistouri, d'un
spéculum, ou du plus simple instrument de chirurgie.
Quant à moi , vieux praticien allopathe, nouvel adepte
par conviction et par une étude sérieuse de la doctrine
d'Hahnemann , je sais allier, dans les affections de la
matrice, dans les engorgemens des glandes mammai-
res, dans les rétrécissemens de l'urètre et dans les maladies des voies urinaires, etc., etc., le traitement général si nécessaire pour arriver au but , la guérison,
avec un traitement local dont je puise encore les
moyens le plus ordinairement dans la matière médicale
homœopathique. Il est facile de concilier dans l'intérêt
des malades l'emploi de ces deux traitemens. D'ailleurs
Hahnemann le recommande déjà dans les coups, les

conlusions, les plaies, les entorses, etc., etc., et la bibliothèque de Genève offre de beaux exemples de fractures compliquées d'ulcères, de gangrène, dans lesquels les médicamens homœopathiques, appliqués extérieurement, out amené d'heureux résultats inattendus.

LOI DES SEMBLABLES, EXPÉRIENCE SUR L'HOMME SAIN, UNITÉ DES REMÈDES, PETITES DOSES : VOILA LA BASE DE LA NOUVELLE MÉDECINE.

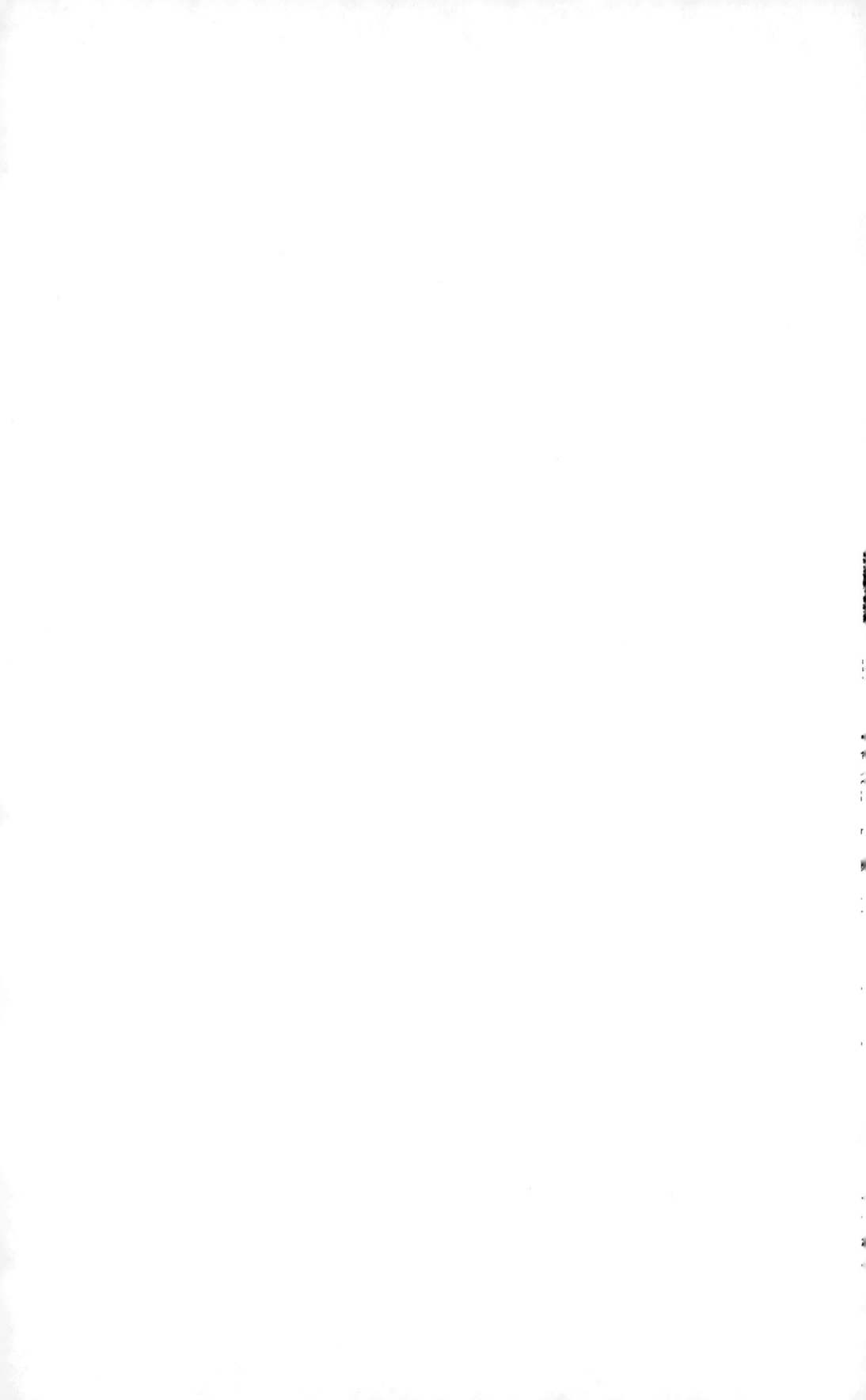

www.ingramcontent.com/pod-product-compliance
Lightning Source LLC
Chambersburg PA
CBHW050622210326
41521CB00008B/1352